Überwindung Endometriumkarzinom

Ein ausführlicher Leitfaden zum Verständnis der Ursachen, Symptome, fortgeschrittenen Behandlungen und wirksamen Präventionsstrategien für die Genesung.

(Dinge, die Sie wissen müssen)

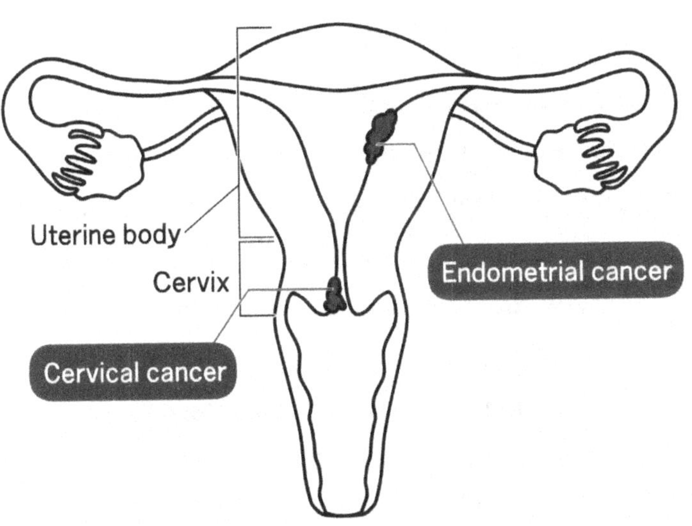

Isabella White

Copyright © 2024 bei Isabella White.

Haftungsausschluss: *Die Informationen in diesem Buch basieren auf Recherchen und Erfahrungen des Autors. Es ist nicht dazu gedacht, professionellen medizinischen Rat zu ersetzen. Konsultieren Sie bei gesundheitlichen Problemen immer einen Arzt, bevor Sie Ihre Ernährung, Nahrungsergänzungsmittel oder Trainingsprogramme ändern. Der Autor und der Herausgeber übernehmen keine Haftung oder Verantwortung für Verluste oder Schäden im Zusammenhang mit den in diesem Buch enthaltenen Informationen.*

Inhaltsverzeichnis

Einführung

Endometriumkarzinom, Auch Gebärmutterkrebs genannt, ist eine Erkrankung, die die Gebärmutter betrifft und sofortige ärztliche Hilfe erfordert. Als häufigste gynäkologische Krebsart in den Vereinigten Staaten wurde allein im Jahr 2023 schätzungsweise 65.950 Frauen mit Endometriumkrebs diagnostiziert.

Endometriumkrebs kann Symptome wie abnormale Vaginalblutungen, Beckenschmerzen und Schwierigkeiten beim Wasserlassen verursachen. Wenn Gebärmutterkrebs frühzeitig erkannt wird, kann er mit einer Operation, Bestrahlung, Chemotherapie, Hormontherapie oder einer Kombination dieser Optionen behandelt werden. Allerdings können einige Frauen nach der Behandlung mit Problemen wie Rückfällen,

Nebenwirkungen oder emotionalem Stress konfrontiert sein.

Dieses Buch bietet einen ausführlichen Leitfaden zum Verständnis der Ursachen, Symptome, fortschrittlichen Behandlungen und wirksamen Präventionsstrategien für Endometriumkrebs. Egal, ob Sie Patient, Betreuer, Arzt oder neugieriger Leser sind, dieses Buch vermittelt Ihnen das Wissen und die Werkzeuge, die Sie benötigen, um mit dieser Krankheit umzugehen und sie zu überwinden. Sie erfahren mehr über:

- Zu den Risikofaktoren und möglichen Ursachen für Gebärmutterkrebs zählen Genetik, Hormone, Fettleibigkeit, Diabetes und Entzündungen.
- Die Anzeichen und Symptome von Endometriumkrebs und wie man sie frühzeitig erkennt.
- Die diagnostischen Tests und Verfahren für Endometriumkrebs, wie gynäkologische Untersuchungen, Biopsie, Ultraschall, MRT, CT-Scans und PET-Scans.

- Die Stadieneinteilungs- und Einstufungssysteme für Endometriumkarzinom und was sie für Ihre Prognose und Ihren Behandlungsplan bedeuten.

- Zu den Behandlungsmöglichkeiten und Richtlinien für Endometriumkarzinom gehören Operation, Bestrahlung, Chemotherapie, Hormontherapie, Immuntherapie und gezielte Therapie.

- Die Vorteile und Risiken jeder Behandlungsoption und wie man sich darauf vorbereitet.

- Die möglichen Komplikationen und Nebenwirkungen der Behandlung, wie Infektionen, Blutungen, Lymphödeme, Unfruchtbarkeit, Wechseljahre, sexuelle Dysfunktion und Neuropathie.

- Die Nachsorge und Überwachung von Endometriumkarzinomen und wie man ein Wiederauftreten oder eine Metastasierung verhindern kann.

- Zu den Präventionsstrategien und Lebensstiländerungen bei Endometriumkrebs gehören Ernährung, Bewegung, Gewichtskontrolle, Stressreduzierung und Vorsorgeuntersuchungen.

- Die emotionalen und psychologischen Aspekte von Endometriumkrebs und wie man damit umgeht.
- Zu den Unterstützungs- und Ressourcenangeboten für Endometriumkarzinompatientinnen, Betreuer und Überlebende gehören Online-Communities, Selbsthilfegruppen, Beratung und finanzielle Unterstützung.

Dieses Buch vermittelt Ihnen ein umfassendes und ganzheitliches Verständnis von Endometriumkrebs und wie Sie effektiv damit umgehen können. Sie werden auch Hoffnung und Inspiration von Frauen finden, die diese Krankheit erlebt und überwunden haben. Dieses Buch soll die Ratschläge von Gesundheitsdienstleistern ergänzen und nicht ersetzen und fundierte Entscheidungen über Gesundheit und Wohlbefinden ermöglichen.

Ich hoffe, dass dieses Buch Ihnen bei der Überwindung von Endometriumkrebs hilft und dass

Sie es hilfreich und informativ finden. Vielen Dank, dass Sie sich für dieses Buch entschieden haben, und ich wünsche Ihnen alles Gute.

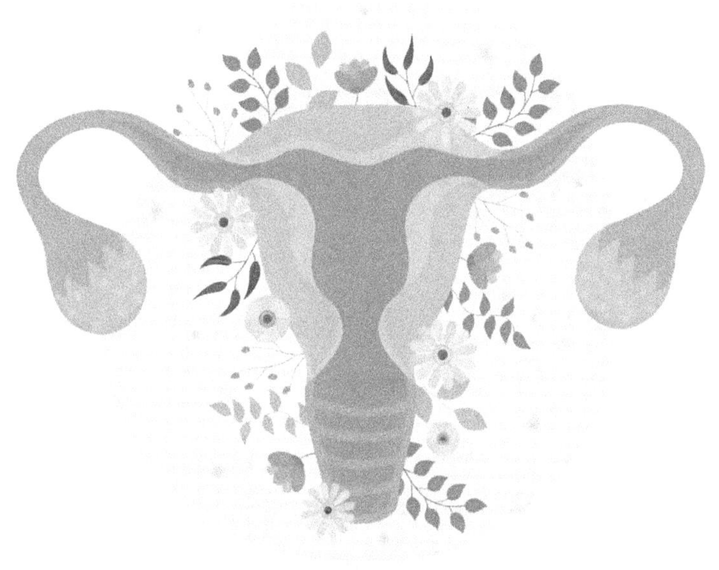

Kapitel 1

Die Grundlagen von Endometriumkrebs

Was ist Endometriumkrebs?

Endometriumkrebs entsteht, wenn gesunde Zellen in der Gebärmutterschleimhaut, dem so genannten Endometrium, außer Kontrolle geraten. Da sich diese Krebszellen schnell vermehren, können sie in der Gebärmutter eine Gewebemasse bilden, die als Tumor bezeichnet wird.

Die häufigste Art von Endometriumkrebs ist das Adenokarzinom. Dies beginnt in den Drüsenzellen, die die Gebärmutterschleimhaut als Vorbereitung auf eine Schwangerschaft dick und nahrhaft machen. Angenommen, ein Adenokarzinom wird nicht frühzeitig diagnostiziert und behandelt. In diesem Fall kann es sich von der Oberfläche des Endometriums in die tieferen Gewebe der Gebärmutter ausbreiten. Von dort können Krebszellen in die Lymphknoten, den Blutkreislauf oder die Beckenorgane gelangen.

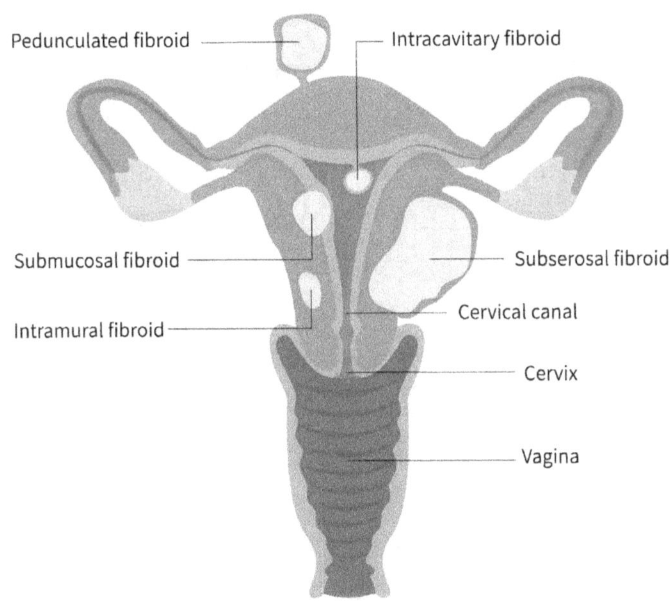

Während Gebärmutterkrebs im Frühstadium häufig auf die Gebärmutter beschränkt bleibt, steigt mit der Zeit das Risiko einer Ausbreitung. Deshalb bieten eine frühzeitige Erkennung und Behandlung die besten Überlebenschancen. Wenn Krebszellen entdeckt werden, bevor sie in tiefere Gebärmutterschichten eingedrungen sind oder sich außerhalb der Gebärmutter ausgebreitet haben, verbessert sich die Prognose erheblich.

Was führt dazu, dass eine Frau an Gebärmutterkrebs erkrankt? Die Hormone Östrogen und Progesteron treiben jeden Monat das Wachstum der Gebärmutterschleimhaut voran, um die Gebärmutterschleimhaut aufzubauen. Wenn das Gleichgewicht dieser Hormone gestört ist, kann dies zu abnormalem Zellwachstum führen, das mit der Zeit zu Krebs führen kann.

Risikofaktoren wie der frühe Beginn der Menstruation, der späte Eintritt in die Wechseljahre, Kinderlosigkeit, Fettleibigkeit, Diabetes, Brustkrebs und die Anwendung einer Östrogentherapie ohne Progesteron können sich alle auf den Hormonspiegel auswirken und das Risiko für Endometriumkrebs erhöhen. Frauen mit Lynch-Syndrom, auch bekannt als hereditärer nichtpolypöser kolorektaler Krebs (HNPCC), haben ebenfalls ein erhöhtes Risiko.

Während Endometriumkrebs oft keine offensichtlichen Frühsymptome aufweist, können im Verlauf des Krebses Anzeichen wie abnormale Vaginalblutungen, Schmerzen oder Druck im Beckenbereich und Schmerzen beim Geschlechtsverkehr auftreten. Deshalb ist es wichtig, dass Frauen, insbesondere Frauen nach der Menopause, bei denen Vaginalblutungen auftreten, umgehend einen Arzt zur Untersuchung aufsuchen.

Die Erkennung von Gebärmutterkrebs beginnt mit einer gynäkologischen Untersuchung, einem Pap-Test und einer transvaginalen Ultraschalluntersuchung. Wenn Anomalien festgestellt werden, wird eine Biopsie der Gebärmutterschleimhaut durchgeführt, um die Zellen zu analysieren und eine Krebsdiagnose zu bestätigen. Nach der Diagnose helfen Stadientests dabei, festzustellen, wie weit der Krebs fortgeschritten ist, sodass ein optimaler Behandlungsplan entwickelt werden kann.

Die Anatomie des Endometriums

Das Endometrium ist die innere Auskleidung der Gebärmutter, das hohle, birnenförmige Organ, in dem ein Baby während der Schwangerschaft heranwächst. Das Endometrium besteht aus zwei Schichten: der Basalschicht und der Funktionsschicht.

Die Basalschicht ist die tiefere Schicht, die an der Muskelwand der Gebärmutter befestigt ist und Myometrium genannt wird. Die Basalschicht besteht aus einer einzelnen Schicht säulenförmiger Epithelzellen und einer darunter liegenden Bindegewebsschicht, die als Stroma bezeichnet wird. Das Stroma enthält Blutgefäße, Lymphgefäße, Nerven und Immunzellen. Die Basalschicht dient als Regenerationsquelle für die Funktionsschicht und bleibt während des gesamten Menstruationszyklus relativ konstant.

Die Funktionsschicht ist die oberflächliche Schicht, die der Gebärmutterhöhle zugewandt ist. Die Funktionsschicht besteht ebenfalls aus säulenförmigen Epithelzellen und Stroma, weist jedoch zusätzliche Strukturen auf, die Uterusdrüsen genannt werden. Die Gebärmutterdrüsen sind röhrenförmige Drüsen, die Schleim und andere Substanzen absondern, um den Embryo und die

Plazenta zu ernähren. Die Funktionsschicht unterliegt zyklischen Veränderungen als Reaktion auf die von den Eierstöcken produzierten Hormone Östrogen und Progesteron. Die Funktionsschicht ist der Teil der Gebärmutterschleimhaut, in dem sich die befruchtete Eizelle einnistet und sich die Plazenta entwickelt.

Die Funktionsschicht kann in zwei Unterschichten unterteilt werden: das Stratum Compactum und das Spongiosum. Das Stratum Compactum ist die dünne, äußerste Unterschicht neben dem Epithel. Es enthält dicht gepackte Stromazellen und einige Drüsen. Das Stratum spongiosum ist die dicke, innerste Unterschicht neben der Basalschicht. Es enthält locker angeordnete Stromazellen und zahlreiche Drüsen.

Die Dicke und Struktur der Funktionsschicht variiert im Laufe des Menstruationszyklus, der in vier Phasen unterteilt werden kann: die Menstruationsphase, die proliferative Phase, die sekretorische Phase und die ischämische Phase.

Die Menstruationsphase dauert etwa 3 bis 7 Tage und tritt ein, wenn die Funktionsschicht als

Menstruationsblut ausgeschieden wird. Dies geschieht, wenn der Östrogen- und Progesteronspiegel aufgrund einer ausbleibenden Schwangerschaft sinkt. Das Menstruationsblut besteht aus Blut, Gewebe, Schleim und Bakterien. Die Basalschicht bleibt intakt und dient als Grundlage für den nächsten Zyklus.

Die proliferative Phase dauert etwa 9 bis 10 Tage und tritt ein, wenn die Funktionsschicht unter dem Einfluss von Östrogen wieder aufgebaut wird. Das Östrogen wird von den wachsenden Follikeln in den Eierstöcken produziert, den Strukturen, die die Eier enthalten. Die Epithel- und Stromazellen vermehren sich und die Gebärmutterdrüsen verlängern sich. Auch die Blutgefäße wachsen und verzweigen sich. Das Endometrium wird dicker und vaskularisierter. Die proliferative Phase endet mit dem Eisprung, also der Freisetzung der Eizelle aus dem Eierstock.

Die Sekretionsphase dauert etwa 14 Tage und findet statt, wenn die Funktionsschicht unter dem Einfluss von Progesteron auf die Implantation vorbereitet wird. Progesteron wird vom Corpus luteum produziert, der Struktur, die sich nach dem Eisprung aus dem geplatzten Follikel bildet. Die Epithelzellen und die Stromazellen werden größer und aktiver. Die Gebärmutterdrüsen scheiden Glykogen und andere Substanzen aus, um den potenziellen Embryo zu ernähren. Die Blutgefäße werden stärker gewunden und erweitert. Das Endometrium erreicht seine maximale Dicke und sekretorische Aktivität. Die sekretorische Phase endet mit der Degeneration des Gelbkörpers, sofern keine Schwangerschaft eintritt.

Die ischämische Phase dauert etwa 1 bis 2 Tage und tritt auf, wenn der Funktionsschicht die Blutversorgung und der Sauerstoff entzogen werden. Dies geschieht, wenn der Östrogen- und Progesteronspiegel aufgrund der Degeneration des Gelbkörpers sinkt. Die Blutgefäße verengen sich und platzen, was zu Blutungen und Gewebetod führt. Die Epithel- und Stromazellen zerfallen und lösen sich von der Basalschicht. Die ischämische Phase führt zum Beginn der Menstruationsphase und der Zyklus wiederholt sich.

Die Hauptfunktion des Endometriums besteht darin, eine geeignete Umgebung für die Einnistung und Entwicklung des Embryos bereitzustellen. Das

Endometrium verhindert außerdem die Verklebung der gegenüberliegenden Wände der Gebärmutter und hält die Durchgängigkeit der Gebärmutterhöhle aufrecht. Das Endometrium wird durch Hormone, Genetik, Entzündungen und Infektionen beeinflusst und beeinflusst seine Struktur und Funktion.

Wie häufig ist Endometriumkrebs?

Endometriumkarzinom ist die häufigste Krebsart der weiblichen Fortpflanzungsorgane in den Vereinigten Staaten. Nach Angaben der American Cancer Society werden im Jahr 2024 etwa 67.880 neue Fälle von Gebärmutterkrebs diagnostiziert und etwa 13.250 Frauen werden daran sterben. Diese Schätzungen umfassen sowohl Endometriumkarzinome als auch Uterussarkome, bei denen es sich um seltene Arten von Gebärmutterkrebs handelt, die im Muskel- oder Bindegewebe der Gebärmutter beginnen. Bis zu 10 % der Gebärmutterkrebserkrankungen sind Sarkome, daher liegen die tatsächlichen Zahlen für Endometriumkrebsfälle und Todesfälle etwas unter diesen Schätzungen.

Endometriumkrebs betrifft vor allem Frauen nach der Menopause, wobei das Durchschnittsalter bei der Diagnose bei 60 Jahren liegt. Er kann jedoch auch bei jüngeren Frauen auftreten, insbesondere bei Frauen mit bestimmten Risikofaktoren oder genetischen Erkrankungen. Endometriumkarzinom tritt bei schwarzen Frauen häufiger auf als bei weißen Frauen, und schwarze Frauen sterben häufiger daran.

Die Inzidenz- und Sterblichkeitsraten von Endometriumkarzinomen sind im letzten Jahrzehnt bei weißen Frauen um etwa 1 % pro Jahr und bei Frauen aller anderen Rassen und ethnischen Gruppen um 2 bis 3 % pro Jahr gestiegen. Dies kann auf mehrere Faktoren zurückzuführen sein, wie z. B. die steigende Rate an Fettleibigkeit, Diabetes und Östrogenexposition, die bekanntermaßen das Risiko für Gebärmutterkrebs erhöhen. Andere Faktoren wie Umwelteinflüsse, Lebensgewohnheiten und Zugang zur Gesundheitsversorgung können ebenfalls eine Rolle spielen.

Endometriumkarzinom ist in der Regel heilbar, wenn es frühzeitig erkannt wird, es kann jedoch auch lebensbedrohlich sein, wenn es fortschreitet oder erneut auftritt. Die Überlebensraten bei Endometriumkarzinomen hängen von mehreren Faktoren ab, wie zum Beispiel dem Stadium, dem Grad, der Art und dem Ort des Krebses sowie dem Alter, dem Gesundheitszustand und der Behandlung der Patientin.

Die relative 5-Jahres-Überlebensrate für alle Stadien des Endometriumkarzinoms beträgt etwa 81 %, was bedeutet, dass Frauen mit Endometriumkarzinom im Durchschnitt eine um etwa 81 % höhere Wahrscheinlichkeit haben, nach der Diagnose noch mindestens fünf Jahre zu leben wie Frauen ohne Krebs. Allerdings schwanken die Überlebensraten stark je nach Stadium und reichen von 95 % bei lokalisierten Krebsarten (beschränkt auf die Gebärmutter) bis zu 17 % bei entfernten Krebsarten (Ausbreitung auf andere Körperteile).

In den USA gibt es heute mehr als 600.000 Überlebende eines Endometriumkarzinoms. Überlebende können nach der Behandlung mit Herausforderungen wie Rückfällen, Nebenwirkungen oder emotionalem Stress konfrontiert sein. Möglicherweise benötigen sie auch eine regelmäßige Nachsorge und Überwachung, um ihren Gesundheitszustand zu überwachen und Komplikationen vorzubeugen. In den späteren Kapiteln werden wir die Behandlungsoptionen und -richtlinien, die Nachsorge und Überwachung sowie die Bewältigungsstrategien und Ressourcen für Patienten mit Endometriumkarzinom, Betreuer und Überlebende diskutieren.

Stadien und Grade von Endometriumkrebs

Endometriumkrebs ist eine heterogene Erkrankung, das heißt, er kann je nach Art, Stadium und Grad des Krebses unterschiedliche Merkmale und Verhaltensweisen aufweisen. Diese Faktoren können Ärzten dabei helfen, die Prognose und Behandlungsoptionen für jeden Patienten zu bestimmen.

Die Art des Endometriumkarzinoms bezieht sich auf die Art der Zelle oder des Gewebes, aus dem der Krebs stammt. Die häufigste Art von Endometriumkarzinom ist das Endometrioidadenokarzinom, das etwa 80 % der Fälle ausmacht. Diese Krebsart entsteht aus den

Drüsenzellen der Gebärmutterschleimhaut. Weitere Arten von Gebärmutterkrebs sind:

- **Seröses Uteruskarzinom:** Diese Krebsart macht etwa 10 % der Fälle aus. Es entsteht aus den Oberflächenzellen des Endometriums und ist tendenziell aggressiver und behandlungsresistenter als das endometrioide Adenokarzinom.

- **Klarzelliges Karzinom:** Diese Krebsart macht etwa 4 % der Fälle aus. Es entsteht aus den Oberflächenzellen des Endometriums und hat unter dem Mikroskop ein klares Aussehen. Es ist auch aggressiver und therapieresistenter als das Endometrioid-Adenokarzinom.

- **Karzinosarkom:** Diese Krebsart macht etwa 4 % der Fälle aus. Es weist sowohl Merkmale von Endometriumkrebs als auch von Sarkomen, einer Krebserkrankung des Bindegewebes, auf. Es ist außerdem sehr aggressiv und resistent gegen Behandlungen.

- **Andere seltene Arten:** Dazu gehören Plattenepithelkarzinome, kleinzellige

Karzinome, Übergangszellkarzinome und gemischtzellige Karzinome.

Das Stadium des Endometriumkarzinoms beschreibt, wie weit sich der Krebs innerhalb der Gebärmutter oder darüber hinaus ausgebreitet hat. Das bei Endometriumkarzinomen verwendete Stadieneinteilungssystem basiert auf dem TNM-System, das für Tumor, Knoten und Metastasierung steht. Die Tumorkategorie (T) beschreibt, wie tief der Krebs in die Gebärmutter oder benachbarte Strukturen hineingewachsen ist.

Die Knotenkategorie (N) beschreibt, ob sich der Krebs auf nahegelegene Lymphknoten ausgebreitet hat. Die Metastasierungskategorie (M) beschreibt, ob sich der Krebs auf entfernte Organe oder Gewebe ausgebreitet hat. Basierend auf diesen Kategorien wird Endometriumkarzinom in vier Stadien von I bis IV eingeteilt. Je niedriger das Stadium, desto weniger hat sich der Krebs ausgebreitet und desto besser ist die Prognose.

Die folgende Tabelle fasst die TNM-Kategorien und die entsprechenden Stadien für Endometriumkarzinom zusammen:

T-Kategorie	N-Kategorie	Kategorie M	Bühne
T1a: Der Krebs ist auf das Endometrium oder weniger als die Hälfte des Myometriums beschränkt	N0: Keine Ausbreitung auf benachbarte Lymphknoten	M0: Keine Ausbreitung auf entfernte Standorte	KI-Praktikum
T1b: Der Krebs hat mehr als die Hälfte des Myometriums befallen	N0	M0	Stufe IB
T2: Der Krebs hat sich auf den Gebärmutterhals ausgebreitet, aber nicht über die Gebärmutter hinaus	N0	M0	Stufe II
T3a: Der Krebs hat sich auf die äußere Schicht der Gebärmutter (Serosa) oder die Eileiter oder Eierstöcke ausgebreitet	N0	M0	Stufe IIIA
T3b: Der Krebs hat sich auf die Vagina oder das Parametrium (das Gewebe um die Gebärmutter herum) ausgebreitet.	N0	M0	Stufe IIIB
Irgendein T	N1: Der Krebs hat sich auf die Beckenlymphknoten ausgebreitet	M0	Stufe IIIC1
Irgendein T	N2: Der Krebs hat sich auf die paraaortalen	M0	Stufe IIIC2

	Lymphknoten ausgebreitet		
T4: Der Krebs hat sich auf die Blase oder den Darm ausgebreitet	Irgendein N	M0	Stufe IVA
Irgendein T	Irgendein N	M1: Der Krebs hat sich auf entfernte Stellen wie die Lunge, die Leber oder die Knochen ausgebreitet	Stufe IVB

Der Grad des Endometriumkarzinoms beschreibt, wie abnormal die Krebszellen unter dem Mikroskop aussehen. Der Grad zeigt, wie schnell die Krebszellen wachsen und sich teilen. Das für Endometriumkrebs verwendete Einstufungssystem basiert auf dem Differenzierungsgrad, also darauf, wie sehr die Krebszellen normalen Endometriumzellen ähneln.

Basierend darauf wird Endometriumkarzinom in drei Grade eingeteilt, von G1 bis G3. Je niedriger der Grad, desto differenzierter sind die Krebszellen und desto besser ist die Prognose. Die folgende Tabelle fasst das Bewertungssystem für Endometriumkarzinom zusammen:

Grad	Beschreibung
G1: Gut differenziert.	Die Krebszellen sehen normalen Endometriumzellen sehr ähnlich. Sie neigen dazu, langsam zu wachsen und haben ein geringes Ausbreitungsrisiko.
G2: Mäßig differenziert.	Die Krebszellen sehen etwas anders aus als normale Endometriumzellen. Sie wachsen tendenziell schneller und haben ein höheres Ausbreitungsrisiko als G1-Krebsarten.
G3: Schlecht differenziert.	Die Krebszellen sehen ganz anders aus als normale Endometriumzellen. Sie neigen dazu, schnell zu wachsen und haben ein hohes Ausbreitungsrisiko.

Statistik und Prävalenz

Statistiken und Prävalenz sind zwei Möglichkeiten, die Verbreitung einer Krankheit zu messen. Statistiken sind numerische Daten, die die Häufigkeit, Verteilung und Trends einer Krankheit in einer Bevölkerung beschreiben. Unter Prävalenz versteht man den Anteil der Menschen, die zu einem bestimmten Zeitpunkt oder im Zeitverlauf an der Krankheit leiden. Hier sehen Sie Statistiken und Prävalenzdaten für Endometriumkrebs weltweit und in den Vereinigten Staaten.

Globale Statistiken und Prävalenz

Nach Angaben des World Cancer Research Fund International ist Endometriumkrebs die sechsthäufigste Krebserkrankung bei Frauen weltweit und die 15. häufigste Krebserkrankung insgesamt. Im Jahr 2020 gab es mehr als 417.000 neue Fälle von Gebärmutterkrebs, was etwa 2,8 % aller neuen Krebsfälle ausmacht. Die weltweite altersstandardisierte Inzidenzrate (ASR) von Endometriumkarzinomen betrug im Jahr 2020 8,7 pro 100.000 Frauen. Die ASR ist ein zusammenfassendes Maß für die Krankheitsrate, das die Unterschiede in der Altersstruktur zwischen Bevölkerungsgruppen berücksichtigt.

Die weltweite Verteilung von Endometriumkarzinomen ist ungleichmäßig, wobei einige Regionen höhere oder niedrigere Raten aufweisen als andere. Die höchsten ASR-Werte für Endometriumkarzinome wurden im Jahr 2020 in Osteuropa (18,9 pro 100.000 Frauen), Nordamerika (16,5 pro 100.000 Frauen) und Westeuropa (15,4 pro 100.000 Frauen) festgestellt. Die niedrigsten ASR-Werte für Endometriumkrebs wurden im Jahr 2020 in Mittelafrika (2,3 pro 100.000 Frauen), Westafrika (2,4 pro 100.000 Frauen) und Ostafrika (2,6 pro 100.000 Frauen) festgestellt.

Die weltweite Sterblichkeitsrate von Endometriumkrebs lag im Jahr 2020 bei 1,8 pro 100.000 Frauen, was zu etwa 97.370 Todesfällen führte. Die Sterblichkeitsrate spiegelt die Anzahl der Todesfälle aufgrund einer Krankheit im Verhältnis zur Bevölkerungsgröße wider. Die globale Sterblichkeitsrate von Endometriumkarzinomen ist niedriger als die globale Inzidenzrate, was darauf hindeutet, dass Endometriumkarzinom im Vergleich zu anderen Krebsarten eine relativ hohe Überlebensrate aufweist.

Allerdings variiert die Sterblichkeitsrate auch je nach Region, wobei einige Regionen höhere oder niedrigere Raten aufweisen als andere. Die höchsten Sterblichkeitsraten bei Endometriumkrebs im Jahr 2020 wurden in der Karibik (4,6 pro 100.000 Frauen), Melanesien (4,1 pro 100.000 Frauen) und Osteuropa (3,9 pro 100.000 Frauen) festgestellt. Die niedrigsten Sterblichkeitsraten bei Endometriumkrebs im Jahr 2020 wurden in Ostafrika (0,8 pro 100.000 Frauen), im südlichen Afrika (0,9 pro 100.000 Frauen) und in Westafrika (1,0 pro 100.000 Frauen) festgestellt.

Die globale Prävalenz von Endometriumkarzinom ist der Anteil der Frauen, bei denen jemals Endometriumkarzinom diagnostiziert wurde und die zu einem bestimmten Zeitpunkt noch am Leben sind. Die weltweite Prävalenz von Endometriumkarzinom im Jahr 2020 wurde auf 1.153.000 Fälle oder 0,3 % der weiblichen Bevölkerung geschätzt.

Die Prävalenz von Endometriumkarzinomen hängt von der Inzidenz, Mortalität und Überlebensrate der Erkrankung sowie von der Bevölkerungsgröße und Altersstruktur ab. Die Prävalenz von Endometriumkarzinomen ist in Regionen mit höheren Inzidenz- und Überlebensraten höher und in Regionen mit niedrigeren Inzidenz- und Überlebensraten niedriger.

US-Statistiken und Prävalenz

Endometriumkarzinom ist der häufigste Krebs der weiblichen Fortpflanzungsorgane in den Vereinigten Staaten und der vierthäufigste Krebs bei Frauen. Nach Angaben der American Cancer Society wird es im Jahr 2024 rund 67.880 neue Fälle von

Gebärmutterkrebs, einschließlich Gebärmutterkrebs und Gebärmuttersarkomen, geben.

Uterussarkome sind seltene Arten von Gebärmutterkrebs, die ihren Ursprung im Muskel- oder Bindegewebe der Gebärmutter haben. Ungefähr 10 % der Gebärmutterkrebserkrankungen sind Sarkome. Es wird geschätzt, dass im Jahr 2024 etwa 13.250 Frauen ihr Leben durch Gebärmutterkrebs verlieren werden. Die tatsächlichen Zahlen für Endometriumkrebsfälle und Todesfälle liegen jedoch etwas unter diesen Schätzungen, da die genannten Zahlen auch Uterussarkome umfassen.

Die Inzidenzrate von Endometriumkarzinom in den USA lag 2017, dem letzten Jahr, für das Daten verfügbar sind, bei 21,4 pro 100.000 Frauen. Die Inzidenzrate von Endometriumkarzinomen liegt in den USA über dem weltweiten Durchschnitt und liegt an neunter Stelle der Länder mit den höchsten Raten an Endometriumkarzinomen. Die Inzidenzrate von Gebärmutterschleimhautkrebs ist in den USA im letzten Jahrzehnt bei weißen Frauen um etwa 1 % pro Jahr und bei Frauen aller anderen

Rassen und ethnischen Gruppen um 2 bis 3 % pro Jahr gestiegen.

Dies kann auf mehrere Faktoren zurückzuführen sein, wie z. B. die steigende Rate an Fettleibigkeit, Diabetes und Östrogenexposition, die bekanntermaßen das Risiko für Gebärmutterkrebs erhöhen. Andere Faktoren wie Umwelteinflüsse, Lebensgewohnheiten und Zugang zur Gesundheitsversorgung können ebenfalls eine Rolle spielen.

Die US-amerikanische Sterblichkeitsrate bei Endometriumkarzinomen lag 2017 bei 4,4 pro 100.000 Frauen. Die Sterblichkeitsrate bei Endometriumkarzinomen in den USA liegt unter dem weltweiten Durchschnitt und belegt den 28. Platz unter den Ländern mit den höchsten Raten an Endometriumkarzinomen. Die Sterblichkeitsrate von Endometriumkarzinom in den USA ist eine der wenigen Krebsarten mit steigender Sterblichkeit; Seit Mitte der 2000er Jahre ist die Sterberate um 1,7 % pro Jahr gestiegen.

Dies kann auf die zunehmende Inzidenz von Endometriumkarzinomen sowie auf die

Herausforderungen bei der Erkennung und Behandlung fortgeschrittener oder wiederkehrender Fälle zurückzuführen sein. Schwarze Frauen sterben häufiger an Endometriumkrebs als weiße Frauen, was möglicherweise auf die Unterschiede bei Risikofaktoren, Screening, Diagnose, Behandlung und Nachsorge zurückzuführen ist.

Die US-Prävalenz von Endometriumkarzinom ist der Anteil der Frauen, bei denen jemals Endometriumkarzinom diagnostiziert wurde und die zu einem bestimmten Zeitpunkt noch am Leben sind. Die US-Prävalenz von Endometriumkrebs im Jahr 2018 wurde auf 635.000 Fälle oder 0,4 % der weiblichen Bevölkerung geschätzt. Die Prävalenz von Endometriumkarzinomen liegt in den USA über dem weltweiten Durchschnitt und liegt an fünfter Stelle der Länder mit der höchsten Prävalenz von Endometriumkarzinomen.

Die Prävalenz von Endometriumkarzinomen in den USA hängt von der Inzidenz, Mortalität und Überlebensrate der Krankheit sowie von der Bevölkerungsgröße und Altersstruktur ab. Die Prävalenz von Endometriumkarzinomen ist in den

USA in Regionen mit höherer Inzidenz und Überlebensrate höher und in Regionen mit niedrigerer Inzidenz und Überlebensrate niedriger.

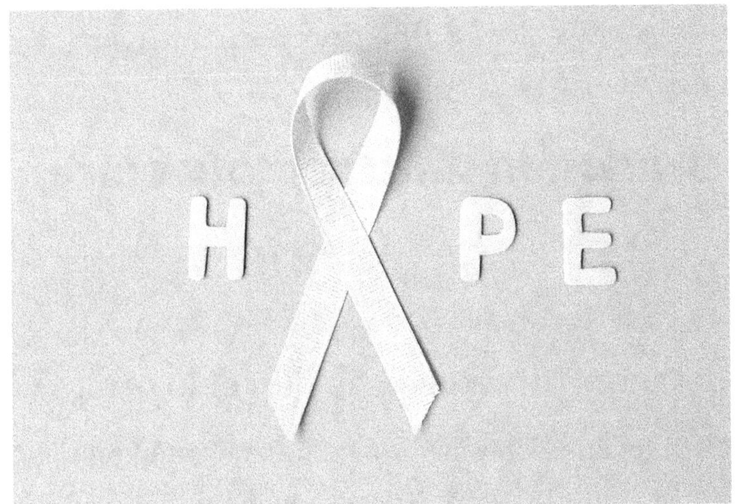

Kapitel 2

Ursachen und Risikofaktoren

Bekannte Ursachen für Endometriumkrebs

Die genaue Ursache von Endometriumkrebs ist unbekannt. Es wird jedoch angenommen, dass es mit Veränderungen im Hormonhaushalt des Körpers, insbesondere Östrogen und Progesteron, zusammenhängt. Diese Hormone beeinflussen das Wachstum und die Ablösung des Endometriums, der Gebärmutterschleimhaut.

Bei zu viel Östrogen und zu wenig Progesteron kann die Gebärmutterschleimhaut zu dick werden und sich nicht richtig ablösen. Dies kann zur Ansammlung abnormaler Zellen führen, die mit der Zeit krebsartig werden können.

Einige der Faktoren, die den Östrogenspiegel im Körper erhöhen oder den Progesteronspiegel senken können, sind:

- **Fettleibigkeit:** Fettgewebe kann Östrogen produzieren, sodass mehr Fettgewebe den Östrogenspiegel im Körper erhöhen kann.

- **Hormontherapie:** Die alleinige Einnahme von Östrogen nach der Menopause kann das Risiko für Gebärmutterkrebs erhöhen, es sei denn, es wird durch Progesteron oder Progestin (eine synthetische Form von Progesteron) ausgeglichen. Auch die Einnahme von Tamoxifen, einem Medikament zur Behandlung von Brustkrebs, kann das Risiko für Gebärmutterkrebs erhöhen, da es wie Östrogen auf die Gebärmutterschleimhaut wirkt.

- **Eierstocktumoren:** Einige Tumoren der Eierstöcke, wie zum Beispiel Granulosazelltumoren, können Östrogen produzieren und den Östrogenspiegel im Körper erhöhen.

- **Menstruationsgeschichte:** Wenn im Laufe des Lebens mehr Menstruationszyklen auftreten, kann dies die Östrogenbelastung der Gebärmutterschleimhaut erhöhen. Dies kann passieren, wenn eine Frau in einem frühen Alter (vor dem 12. Lebensjahr) mit der Menstruation beginnt, eine späte Menopause hat (nach dem 55. Lebensjahr) oder noch nie schwanger war.

- **Genetische Bedingungen:** Einige Erbkrankheiten wie das Lynch-Syndrom oder das Cowden-Syndrom können das Risiko für Gebärmutterkrebs erhöhen, da sie Defekte in den Genen verursachen, die DNA-Schäden in den Zellen reparieren. Dies kann zur Anhäufung von Mutationen führen, die Krebs verursachen können.

- **Polyzystisches Ovarialsyndrom (PCOS):** Frauen mit PCOS haben ein hormonelles Ungleichgewicht, einschließlich höherer Östrogenspiegel, die das Risiko für Gebärmutterkrebs erhöhen. Unregelmäßige Perioden bedeuten auch, dass sich die überschüssige Schleimhaut weniger häufig ablöst.

Diese Faktoren allein verursachen keinen Endometriumkrebs, können aber die Wahrscheinlichkeit erhöhen, daran zu erkranken. Das Erkennen und Verstehen dieser beitragenden Faktoren ist der Schlüssel zur Erkennung persönlicher Risiken und zur Durchführung eines geeigneten Screenings, um eine Früherkennung zu ermöglichen.

Risikofaktoren und ihre Auswirkungen

Der Risikofaktor erhöht die Wahrscheinlichkeit, an einer Krankheit wie Krebs zu erkranken. Verschiedene Krebsarten haben unterschiedliche Risikofaktoren; einige sind wichtiger als andere. Das Vorhandensein eines Risikofaktors bedeutet nicht, dass eine Person an der Krankheit erkrankt, und das Fehlen eines Risikofaktors bedeutet nicht, dass die Person nicht erkranken wird. Viele Menschen mit Risikofaktoren entwickeln nie Endometriumkarzinom, und bei einigen Menschen mit Endometriumkarzinom sind keine Risikofaktoren bekannt.

In diesem Abschnitt besprechen wir einige der wichtigsten Risikofaktoren für Endometriumkrebs und wie sie sich auf die Wahrscheinlichkeit und Schwere der Erkrankung auswirken. Außerdem geben wir Tipps zur Reduzierung oder Bewältigung dieser Risikofaktoren und zur Senkung des Risikos für Gebärmutterkrebs.

Fettleibigkeit

Fettleibigkeit ist einer der stärksten und am besten veränderbaren Risikofaktoren für Endometriumkrebs. Von Fettleibigkeit spricht man bei einem Body-Mass-Index (BMI) von 30 oder höher. Der BMI ist ein Maß für den Körperfettanteil basierend auf Größe und Gewicht. Ihren BMI ermitteln Sie mit unserem Body-Mass-Index-Rechner (BMI).

Fettleibigkeit erhöht das Risiko für Gebärmutterkrebs, da sie den Hormonspiegel im Körper beeinflusst, insbesondere Östrogen und Insulin. Östrogen ist ein weibliches Hormon, das das Wachstum des Endometriums, der Gebärmutterschleimhaut, stimuliert. Insulin ist ein Hormon, das den Blutzuckerspiegel reguliert und die Fettspeicherung fördert. Beide Hormone können das

Wachstum und Überleben abnormaler Zellen fördern, die zu Krebs führen können.

Fettleibigkeit kann den Östrogen- und Insulinspiegel im Körper auf verschiedene Weise erhöhen:

- Fettgewebe kann Östrogen aus anderen Hormonen wie Androgenen produzieren. Mehr Fettgewebe kann die Menge an Östrogen im Körper erhöhen, insbesondere nach den Wechseljahren, wenn die Eierstöcke aufhören, Östrogen zu produzieren.

- Fettleibigkeit kann zu einer Insulinresistenz führen, einem Zustand, bei dem die Zellen nicht gut auf Insulin reagieren und der Körper mehr Insulin benötigt, um den Blutzuckerspiegel normal zu halten. Hohe Insulinspiegel können die Produktion von Östrogen und Androgenen in den Eierstöcken und Nebennieren stimulieren und die Produktion von Sexualhormon-bindendem Globulin (SHBG) verringern. Dieses Protein bindet an Östrogen und Androgene im Blut und inaktiviert diese. Dies kann zu einem höheren Spiegel an freien oder aktiven Hormonen im Körper führen.

- Übergewicht kann zu chronischen Entzündungen führen, bei denen das Immunsystem ständig aktiviert wird und Stoffe produziert, die die Zellen und die DNA schädigen können. Eine Entzündung kann auch die Produktion von Östrogen und Insulin anregen und deren normale Funktionen beeinträchtigen.

Studien haben gezeigt, dass Fettleibigkeit das Risiko für Gebärmutterkrebs je nach Grad der Fettleibigkeit um das Zwei- bis Vierfache erhöhen kann. Fettleibigkeit kann auch das Risiko für aggressivere Arten von Endometriumkrebs erhöhen, wie z. B. seröse und klarzellige Karzinome, die sich häufiger ausbreiten und erneut auftreten. Fettleibigkeit kann sich auch auf die Diagnose und Behandlung von Endometriumkrebs auswirken, da übergewichtige Frauen möglicherweise größere Schwierigkeiten haben, sich gynäkologischen Untersuchungen, bildgebenden Untersuchungen, Biopsien, Operationen und Strahlentherapie zu unterziehen.

Die Auswirkungen von Fettleibigkeit auf das Endometriumkrebsrisiko können durch Gewichtsabnahme und die Beibehaltung eines gesunden Gewichts verringert werden. Gewichtsverlust kann den Östrogen-, Insulin- und Entzündungsspiegel im Körper senken und den Hormonhaushalt und die Immunfunktion verbessern. Gewichtsverlust kann auch die Symptome und Ergebnisse der Behandlung von Endometriumkrebs verbessern und das Risiko eines erneuten Auftretens und anderer Gesundheitsprobleme verringern.

Hormontherapie

Bei der Hormontherapie werden Medikamente eingesetzt, die Hormone enthalten oder den Hormonspiegel im Körper beeinflussen. Die Hormontherapie kann zu verschiedenen Zwecken eingesetzt werden, beispielsweise zur Behandlung von Wechseljahrsbeschwerden, zur Vorbeugung von Osteoporose oder zur Behandlung bestimmter Krebsarten. Eine Hormontherapie kann je nach Art, Dosis, Dauer und Zeitpunkt der Therapie das Risiko für Gebärmutterkrebs beeinflussen.

Die wichtigsten Arten der Hormontherapie, die das Risiko für Gebärmutterkrebs beeinflussen können, sind:

- **Östrogentherapie:** Die alleinige Anwendung von Östrogen ohne Progesteron oder Progestin (eine synthetische Form von Progesteron) zur Behandlung von Wechseljahrsbeschwerden wie Hitzewallungen, Nachtschweiß, Scheidentrockenheit und Stimmungsschwankungen. Eine Östrogentherapie kann das Risiko für Gebärmutterkrebs erhöhen, indem sie das Wachstum der Gebärmutterschleimhaut stimuliert, ohne die ausgleichende Wirkung von Progesteron oder Gestagen. Das Risiko für Gebärmutterkrebs steigt mit der Dosis und Dauer der Östrogentherapie und sinkt nach Absetzen der Therapie.
- **Tamoxifen:** Ein Medikament, das die Wirkung von Östrogen auf Brustkrebszellen blockiert, auf die Gebärmutterschleimhaut jedoch wie Östrogen wirkt. Tamoxifen wird zur Behandlung und Vorbeugung von

Brustkrebs bei Frauen mit Östrogenrezeptor-positiven (ER+) Tumoren eingesetzt. Tamoxifen kann das Risiko für Gebärmutterkrebs erhöhen, indem es das Wachstum der Gebärmutterschleimhaut stimuliert, insbesondere bei Frauen nach der Menopause. Das Risiko für Gebärmutterkrebs steigt mit der Dosis und Dauer der Tamoxifen-Therapie und sinkt nach Absetzen des Medikaments.

- **Kombinierte Hormontherapie:** Die Verwendung von Östrogen plus Progesteron oder Gestagen zur Behandlung von Wechseljahrsbeschwerden und zur Vorbeugung von Osteoporose. Eine kombinierte Hormontherapie kann das Risiko für Gebärmutterkrebs senken, indem sie das übermäßige Wachstum der Gebärmutterschleimhaut verhindert, sofern das Progesteron oder das Gestagen mindestens 10 bis 14 Tage im Monat eingenommen wird. Eine kombinierte Hormontherapie kann jedoch das Risiko für andere Gesundheitsprobleme wie Brustkrebs,

Herzerkrankungen, Schlaganfall und Blutgerinnsel erhöhen.

Die Auswirkungen einer Hormontherapie auf das Endometriumkrebsrisiko können verringert werden, indem die niedrigste wirksame Dosis über einen möglichst kurzen Zeitraum angewendet wird und die Gebärmutterschleimhaut regelmäßig durch gynäkologische Untersuchungen, Ultraschalluntersuchungen und Biopsien überwacht wird. Es ist auch wichtig, die Vorteile und Risiken einer Hormontherapie mit Ihrem Arzt zu besprechen und andere Möglichkeiten zur Behandlung von Wechseljahrsbeschwerden, zur Vorbeugung von Osteoporose oder zur Behandlung von Brustkrebs in Betracht zu ziehen, wie zum Beispiel nicht-hormonelle Medikamente, Änderungen des Lebensstils oder alternative Therapien.

Eierstocktumoren

Eierstocktumoren sind abnormale Wucherungen, die sich in den Eierstöcken entwickeln, dem Organpaar, das bei Frauen Eier und Hormone produziert. Eierstocktumoren können gutartig (nicht krebsartig) oder bösartig (krebsartig) sein und den

Hormonspiegel im Körper, insbesondere den Östrogenspiegel, beeinflussen. Zu den Eierstocktumoren, die das Risiko für Gebärmutterkrebs erhöhen können, gehören:

- **Granulosazelltumoren:** Dies sind seltene Arten von Eierstockkrebs, die aus den Granulosazellen entstehen, den Zellen, die die Eier umgeben und Östrogen produzieren. Granulosazelltumoren können große Mengen Östrogen produzieren, was das Wachstum des Endometriums stimulieren und das Risiko für Endometriumkrebs erhöhen kann. Granulosazelltumoren können in jedem Alter auftreten, treten jedoch häufiger bei Frauen nach der Menopause auf.

- **Polyzystisches Ovarialsyndrom (PCOS):** Dies ist eine häufige Erkrankung, die das Hormongleichgewicht im Körper beeinträchtigt und zu unregelmäßigen Perioden, übermäßigem Haarwuchs, Akne, Gewichtszunahme und Unfruchtbarkeit führt. PCOS wird durch die Überproduktion von Androgenen (männlichen Hormonen) in den Eierstöcken verursacht, die die normale

Entwicklung und Freisetzung von Eizellen beeinträchtigen können.

PCOS kann auch eine Insulinresistenz verursachen, eine Erkrankung, bei der die Zellen nicht gut auf Insulin reagieren und der Körper mehr Insulin benötigt, um den Blutzuckerspiegel normal zu halten. PCOS kann das Risiko für Gebärmutterkrebs erhöhen, indem es den Progesteronspiegel senkt und den Östrogen- und Insulinspiegel im Körper erhöht. Dies kann zu einem übermäßigen Wachstum der Gebärmutterschleimhaut und zur Ansammlung abnormaler Zellen führen, die zu Krebs führen können. PCOS kann in jedem Alter auftreten, tritt jedoch häufiger bei Frauen im gebärfähigen Alter auf.

Der Einfluss von Eierstocktumoren auf das Endometriumkrebsrisiko kann durch die Behandlung der Tumoren und die Wiederherstellung des durchschnittlichen Hormongleichgewichts verringert werden. Die Behandlung von Eierstocktumoren hängt von der

Art, Größe, Lage und dem Stadium des Tumors sowie vom Alter, Gesundheitszustand und der Fruchtbarkeit der Patientin ab.

Menstruationsgeschichte

Die Menstruationsgeschichte bezieht sich auf das Muster und die Dauer der Menstruationszyklen einer Frau. Dabei handelt es sich um die monatlichen Veränderungen im Körper, die auf eine mögliche Schwangerschaft vorbereiten. Die Menstruationsgeschichte kann das Risiko für Endometriumkrebs beeinflussen, indem sie die Exposition des Endometriums gegenüber Östrogen und Progesteron beeinflusst. Einige Aspekte der Menstruationsgeschichte, die das Risiko für Gebärmutterkrebs erhöhen können, sind:

- **Frühe Menarche:** In diesem Alter kommt es bei einem Mädchen zum ersten Mal zu einer Menstruation. Das Durchschnittsalter der Menarche liegt in den USA bei 12,5 Jahren, es kann jedoch zwischen 8 und 16 Jahren variieren. Eine frühe Menarche kann das Risiko für Gebärmutterkrebs erhöhen, da die Anzahl der Menstruationszyklen zunimmt und die Gebärmutterschleimhaut ein Leben lang Östrogen ausgesetzt wird. Studien haben gezeigt, dass jedes Jahr, in dem die Menarche früher auftritt, das Risiko für Gebärmutterkrebs um 2 bis 4 % steigt.

- **Späte Wechseljahre:** In diesem Alter hat eine Frau ihre letzte Menstruation. Das Durchschnittsalter in den Wechseljahren liegt in den USA bei 51 Jahren, es kann jedoch zwischen 40 und 60 Jahren variieren. Eine späte Menopause kann das Risiko für Gebärmutterkrebs erhöhen, da die Anzahl der Menstruationszyklen zunimmt und die Gebärmutterschleimhaut ein Leben lang Östrogen ausgesetzt ist. Studien haben gezeigt, dass jedes Jahr nach Eintritt der Menopause das Risiko für Gebärmutterkrebs um 2 bis 3 % steigt.

- **Nie schwanger sein:** Dies ist die Voraussetzung dafür, dass es nie zu einer vollständigen Schwangerschaft kommt. Eine Schwangerschaft kann das Risiko für Gebärmutterkrebs senken, indem die Anzahl der Menstruationszyklen und die Östrogenbelastung der

Gebärmutterschleimhaut verringert werden. Eine Schwangerschaft kann auch zu Veränderungen in der Gebärmutterschleimhaut führen, die die Wahrscheinlichkeit einer Krebsentstehung verringern. Studien haben gezeigt, dass Frauen, die noch nie schwanger waren, ein zwei- bis dreimal höheres Risiko für Gebärmutterkrebs haben als Frauen, die mindestens eine Vollschwangerschaft hatten.

- **Unfruchtbarkeit:** Dies ist die Bedingung, dass man nach mindestens einem Jahr Versuch nicht schwanger werden kann. Unfruchtbarkeit kann das Risiko für Gebärmutterkrebs erhöhen, da sie den Hormonspiegel im Körper, insbesondere Östrogen und Progesteron, beeinflusst. Verschiedene Faktoren wie Ovulationsprobleme, polyzystisches Ovarialsyndrom, Endometriose, entzündliche Erkrankungen des Beckens oder Eileiterverstopfung können zu Unfruchtbarkeit führen. Einige dieser Faktoren können auch allein das Risiko für Gebärmutterkrebs erhöhen. Unfruchtbarkeit kann auch eine Schwangerschaft verhindern, was das Risiko für Gebärmutterkrebs senken kann.

Der Einfluss der Menstruationsgeschichte auf das Endometriumkrebsrisiko kann durch die Veränderung einiger Faktoren, die den Hormonhaushalt und das Endometriumwachstum beeinflussen, verringert werden. Beispielsweise kann die Einnahme oraler Kontrazeptiva (Antibabypillen) das Risiko für Gebärmutterkrebs senken, indem sie den Eisprung unterdrückt und den Östrogen- und Progesteronspiegel im Körper senkt. Orale Kontrazeptiva können auch den Menstruationszyklus regulieren und abnormale Blutungen verhindern.

Studien haben gezeigt, dass Frauen, die orale Kontrazeptiva anwenden, ein um 30 bis 50 % geringeres Risiko für Gebärmutterkrebs haben als Frauen, die diese nicht anwenden, und dass die Schutzwirkung nach Absetzen der Anwendung mindestens 10 Jahre anhält. Allerdings können orale Kontrazeptiva auch einige Nebenwirkungen und Risiken haben, wie zum Beispiel Blutgerinnsel,

Schlaganfall und Brustkrebs, weshalb sie mit Vorsicht und unter ärztlicher Aufsicht angewendet werden sollten.

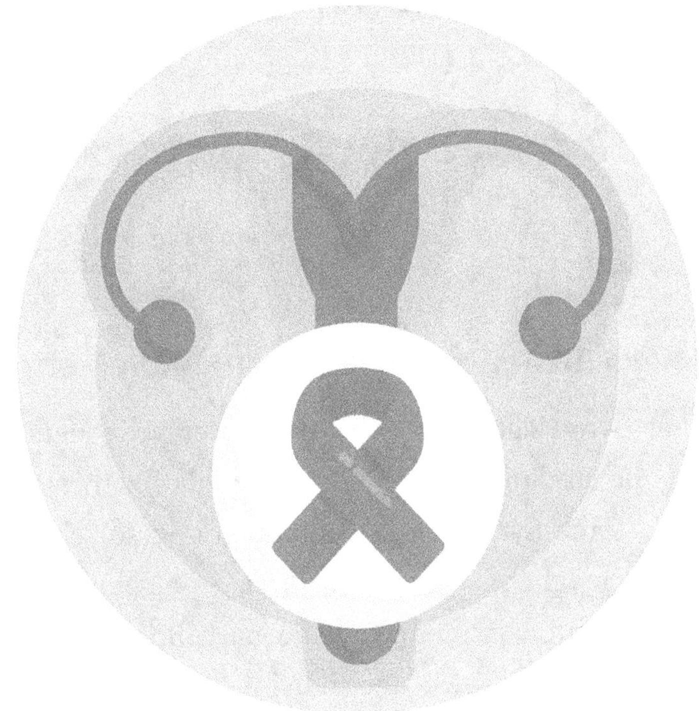

Kapitel 3

Erkennen der Symptome

Häufige Symptome von Endometriumkrebs

Einer der wichtigsten Schritte bei der Vorbeugung und Behandlung von Endometriumkrebs besteht darin, seine Symptome zu erkennen und so schnell wie möglich einen Arzt aufzusuchen. Endometriumkarzinom kann je nach Stadium und Art des Krebses sowie den individuellen Merkmalen der Patientin unterschiedliche Anzeichen und Symptome hervorrufen. Einige Symptome treten jedoch häufiger auf und deuten eher auf Endometriumkrebs hin als andere. Diese häufigen Symptome sind:

- **Abnormale vaginale Blutung oder Ausfluss:** Dies ist das häufigste Symptom von Endometriumkarzinom und tritt in etwa 90 % der Fälle auf. Abnormale Blutungen oder Ausfluss können Blutungen zwischen der Periode, Blutungen nach der Menopause, Blutungen nach dem Geschlechtsverkehr, Schmierblutungen oder ein wässriger oder blutiger Ausfluss umfassen. Die Blutung oder der Ausfluss kann leicht oder stark sein und in Farbe, Konsistenz und Geruch variieren. Jede abnormale Blutung oder jeder Ausfluss aus der Scheide sollte einem Arzt gemeldet werden, insbesondere wenn sie anhält oder sich verschlimmert.

- **Beckenschmerzen oder Druck:** Dies ist ein selteneres Symptom von Endometriumkrebs und tritt in etwa 10 bis 20 % der Fälle auf. Beckenschmerzen oder -druck können Krämpfe, Schmerzen oder Beschwerden im Unterbauch, Rücken oder in den Beinen umfassen. Der Schmerz oder Druck kann konstant oder intermittierend sein und in Intensität und Ort variieren. Das Wachstum des Tumors kann Schmerzen oder

Druck im Beckenbereich, eine Invasion des umliegenden Gewebes oder die Ausbreitung des Krebses auf andere Organe verursachen. Ein Arzt sollte Beckenschmerzen oder Druck beurteilen, die schwerwiegend, anhaltend oder ungeklärt sind.

- **Schwierigkeiten beim Wasserlassen oder Stuhlgang:** Dies ist ein seltenes Symptom von Endometriumkrebs und tritt in weniger als 5 % der Fälle auf. Schwierigkeiten beim Wasserlassen oder Stuhlgang können Schmerzen, Brennen, Harndrang, Häufigkeit, Inkontinenz oder Verstopfung des Urins oder Stuhls umfassen. Schwierigkeiten beim Wasserlassen oder Stuhlgang können durch die Kompression oder Invasion der Blase, der Harnleiter, des Rektums oder des Anus durch den Tumor oder die Krebszellen verursacht werden. Schwere, anhaltende oder ungeklärte Schwierigkeiten beim Wasserlassen oder Stuhlgang sollten von einem Arzt untersucht werden.

Dies sind einige der häufigsten Symptome von Endometriumkrebs, sie sind jedoch nicht spezifisch für diese Krankheit. Auch andere Erkrankungen wie Infektionen, hormonelle Veränderungen, Myome, Polypen oder andere Krebsarten können sie verursachen.

Wann Sie einen Arzt aufsuchen sollten

Endometriumkrebs kann erfolgreich behandelt werden, wenn er frühzeitig erkannt wird. Er kann jedoch auch zu schwerwiegenden Komplikationen und zum Tod führen, wenn er unbehandelt bleibt oder zu spät diagnostiziert wird. Zu wissen, wann eine ärztliche Untersuchung auf mögliche Symptome eines Endometriumkarzinoms einzuholen ist, kann einen entscheidenden Unterschied bei der Früherkennung und positiveren Ergebnissen machen. Ignorieren Sie besorgniserregende Veränderungen nicht. Kontaktieren Sie umgehend Ihren Arzt, wenn bei Ihnen Folgendes auftritt:

- Vaginale Blutungen nach der Menopause. Jede postmenopausale Blutung erfordert sofortige ärztliche Hilfe, um Gebärmutterkrebs auszuschließen. Etwa 90 % der Frauen mit der Diagnose Endometriumkarzinom berichten über vaginale Blutungen nach der Menopause als Symptom. Es sollte nicht als normal oder harmlos angesehen werden.

- Starke oder anhaltende Menstruationsblutung vor der Menopause. Eine Blutung, die länger als 7 Tage anhält oder mehrere Stunden lang jede Stunde durch eine Binde oder einen Tampon dringt, ist untersuchungswürdig.

- Beckenschmerzen, die anhalten. Während des Menstruationszyklus können zeitweise leichte Schmerzen im Beckenbereich auftreten. Dauernde Schmerzen oder Druck im Beckenbereich, die über Wochen anhalten, erfordern jedoch eine ärztliche Abklärung. Auch Schmerzen, die in die Oberschenkel oder den unteren Rücken ausstrahlen, sind besorgniserregend.

- Unerklärlicher Gewichtsverlust. Abnehmen, ohne es zu versuchen, könnte auf hormonelle Veränderungen durch Endometriumkrebs zurückzuführen sein. Appetitverlust und eine Veränderung des Energieniveaus können mit einer Gewichtsabnahme einhergehen.

- Anhaltender ungewöhnlicher Ausfluss. Wässriger, blutiger oder übelriechender Ausfluss, der sich von Ihrem normalen Sekret unterscheidet, sollte untersucht werden.

- Schmerzhafter Geschlechtsverkehr. Suchen Sie medizinische Hilfe auf, wenn Sie beim Sex regelmäßig Schmerzen verspüren, die vorher nicht aufgetreten sind.

- Probleme beim Wasserlassen. Überanstrengung, häufiges Wasserlassen, Unfähigkeit, die Blase zu entleeren, und andere Harnsymptome erfordern eine Beurteilung. Blut im Urin erfordert sofortige Aufmerksamkeit.

Auch wenn die Symptome zunächst geringfügig erscheinen, zögern Sie nicht, einen Arzt aufzusuchen. Sollten die Beschwerden 2-3 Wochen anhalten und keine Besserung eintreten, ist eine Terminvereinbarung erforderlich. Je früher eventuelle Endometriumanomalien erkannt werden können, desto besser.

Seien Sie bereit, Ihrem Arzt Einzelheiten zu Ihren Symptomen, Ihrem Menstruationszyklus, Ihrer

Krankengeschichte und Ihrer Familienanamnese mitzuteilen. Sie legen die nächsten Schritte fest, zu denen eine Ultraschalluntersuchung, eine Biopsie oder andere Tests gehören können, um eine Diagnose zu stellen und einen geeigneten Behandlungsplan zu entwickeln.

Je früher Sie bei Gebärmutterkrebs einen Arzt aufsuchen, desto besser sind Ihre Überlebens- und Genesungschancen. Zögern Sie nicht, Ihren Arzt zu kontaktieren, wenn Sie Bedenken oder Fragen zu Ihrer Gesundheit und Ihrem Wohlbefinden haben.

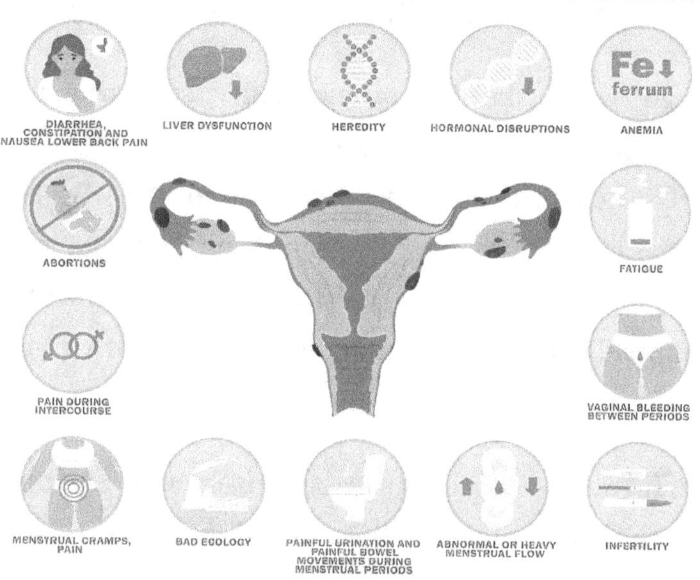

Kapitel 4

Diagnose und Untersuchung von Endometriumkarzinomen

Diagnosetests und -verfahren

In diesem Abschnitt besprechen wir die diagnostischen Tests und Verfahren zur Erkennung und Bestätigung von Endometriumkrebs sowie zur Bestimmung von Stadium, Grad, Typ und Lokalisation. Diese Tests und Verfahren können Ärzten dabei helfen, die beste Behandlung zu planen und das Ergebnis für jeden Patienten vorherzusagen. Einige der diagnostischen Tests und Verfahren für Endometriumkrebs sind:

- **Gynäkologische Untersuchung:** Eine gynäkologische Untersuchung ist eine körperliche Untersuchung der Fortpflanzungsorgane. Dies wird häufig im Rahmen einer regelmäßigen Untersuchung durchgeführt; Es kann jedoch erforderlich sein, wenn Sie Symptome eines Endometriumkarzinoms haben, wie z. B. abnormale Blutungen oder Ausfluss aus der Vagina, Schmerzen oder Druck im Beckenbereich oder Schwierigkeiten beim Wasserlassen oder Stuhlgang. Während der Untersuchung inspiziert ein Arzt oder eine Krankenschwester sorgfältig die äußeren Genitalien, führt zwei Finger in die Vagina ein und drückt auf den Bauch, um die Gebärmutter und die Eierstöcke zu ertasten, und führt ein sogenanntes Spekulum in die Vagina ein, um nach Anzeichen von Krebs zu suchen andere Probleme im Gebärmutterhals und im Endometrium.

- **Ultraschall:** Ultraschall ist ein bildgebender Test, bei dem Schallwellen verwendet werden, um Bilder vom Inneren des Körpers zu erstellen. Es kann Ärzten helfen, die Größe,

Form und Struktur der Gebärmutter, der Eierstöcke und der Eileiter zu erkennen und nach Raumforderungen oder Anomalien zu suchen. Bei Endometriumkarzinomen können zwei Arten von Ultraschall eingesetzt werden: transvaginaler Ultraschall und Sonogramm mit Kochsalzlösung. Bei einer transvaginalen Ultraschalluntersuchung wird ein stabähnliches Gerät, ein sogenannter Wandler, in die Vagina eingeführt, der Schallwellen aussendet und die Echos auffängt, die von den Organen reflektiert werden. Bei einem Kochsalzinfusions-Sonogramm wird vor der Ultraschalluntersuchung Salzwasser (Kochsalzlösung) in die Gebärmutter injiziert, was den Ärzten hilft, die Gebärmutterschleimhaut klarer zu sehen.

- **Endometriale Biopsie:** Eine Endometriumbiopsie ist ein Verfahren, bei dem eine kleine Gewebeprobe aus dem Endometrium, der Gebärmutterschleimhaut, entnommen wird. Anschließend wird die Probe an ein Labor geschickt und unter dem Mikroskop auf Krebszellen untersucht. Eine

Endometriumbiopsie kann in einer Arztpraxis mithilfe eines dünnen, flexiblen Schlauchs namens Pipelle durchgeführt werden, der durch den Gebärmutterhals und in die Gebärmutter eingeführt wird. Anschließend wird das Röhrchen hin und her bewegt, um das Gewebe zu sammeln. Eine Endometriumbiopsie kann zu Krämpfen, Blutungen oder Schmierblutungen führen, wird aber von den meisten Frauen normalerweise gut vertragen.

- **Dilatation und Kürettage (D&C):** Ein D&C ist ein Verfahren, bei dem Gewebe aus dem Inneren der Gebärmutter abgekratzt oder abgesaugt wird. Sie wird in der Regel in einem Krankenhaus oder einer Klinik unter Vollnarkose oder örtlicher Betäubung durchgeführt. Eine D&C kann erforderlich sein, wenn eine Endometriumbiopsie nicht genügend Gewebe für Tests liefert oder wenn die Biopsieergebnisse unklar sind. Ein D&C kann auch bei der Behandlung einiger Erkrankungen helfen, die abnormale Blutungen verursachen, wie z. B. Polypen oder Myome. Ein D&C kann zu Blutungen,

Krämpfen oder Beschwerden führen, ist aber in der Regel sicher und wirksam.

- **Hysteroskopie:** Bei einer Hysteroskopie handelt es sich um einen Eingriff, bei dem mit einem dünnen, flexiblen, beleuchteten Schlauch, einem sogenannten Hysteroskop, das Innere der Gebärmutter untersucht wird. Das Hysteroskop wird durch die Vagina und den Gebärmutterhals in die Gebärmutter eingeführt. Eine Linse am Hysteroskop ermöglicht es dem Arzt, das Endometrium und die Gebärmutterhöhle zu sehen. Eine Hysteroskopie kann bei der Diagnose von Endometriumkrebs sowie anderen Erkrankungen helfen, die die Gebärmutter betreffen, wie z. B. Polypen, Myome oder Verwachsungen. Eine Hysteroskopie kann bei Bedarf auch eine Biopsie oder eine D&C durchführen. Eine Hysteroskopie kann zu Blutungen, Krämpfen oder Infektionen führen, ist aber in der Regel sicher und wird von den meisten Frauen gut vertragen.

- **Bildgebende Tests:** Bildgebende Verfahren nutzen unterschiedliche Methoden, um Bilder vom Inneren des Körpers zu erstellen. Sie können Ärzten dabei helfen, das Ausmaß und die Ausbreitung von Endometriumkrebs zu erkennen und die beste Behandlung für jede Patientin zu planen. Zu den bildgebenden Verfahren, die bei Gebärmutterkrebs eingesetzt werden können, gehören Röntgenaufnahmen des Brustkorbs, Computertomographie (CT), Magnetresonanztomographie (MRT) und Positronenemissionstomographie (PET).

Eine Röntgenaufnahme des Brustkorbs verwendet Röntgenstrahlen, um Bilder des Brustkorbs und der Lunge zu erstellen und dabei zu helfen, festzustellen, ob sich Gebärmutterschleimhautkrebs auf diese Organe ausgebreitet hat. Bei einer CT-Untersuchung werden mithilfe von Röntgenstrahlen und einem Computer detaillierte Querschnittsbilder des Körpers erstellt. Sie kann dabei helfen, die Größe und Lage des Endometriumkarzinoms zu erkennen und festzustellen, ob es sich auf benachbarte Organe oder Lymphknoten ausgebreitet hat.

Bei MRT-Scans werden Radiowellen und ein starker Magnet verwendet, um detaillierte Körperbilder zu erstellen. Es kann helfen, die Tiefe und das Ausmaß des Endometriumkrebses zu erkennen und festzustellen, ob er in die Muskelschicht der Gebärmutter oder das umliegende Gewebe eingedrungen ist. Bei einem PET-Scan werden eine radioaktive Substanz namens Tracer, die in das Blut injiziert wird, und eine spezielle Kamera verwendet, um Bilder des Körpers zu erstellen. Es kann helfen zu zeigen, wie aktiv die Endometriumkrebszellen sind und ob sie sich auf entfernte Organe oder Lymphknoten ausgebreitet haben. Diese bildgebenden Untersuchungen können zu Unwohlsein, allergischen Reaktionen oder Strahlenbelastung führen, sind jedoch in der Regel sicher und genau.

Verstehen Sie Ihre Diagnose

Nachdem Sie sich den diagnostischen Tests und Verfahren für Endometriumkarzinom unterzogen haben, wird Ihnen Ihr Arzt die Ergebnisse und deren

Bedeutung für Ihren Zustand und Ihre Behandlung erläutern. Wenn Sie Ihre Diagnose verstehen, können Sie fundierte Entscheidungen über Ihre Gesundheit und Ihr Wohlbefinden treffen. In diesem Unterkapitel werden wir einige der wichtigsten Aspekte Ihrer Diagnose besprechen, wie etwa das Stadium, den Grad, die Art und den Ort Ihres Endometriumkarzinoms und wie sich diese auf Ihre Prognose und Behandlungsoptionen auswirken.

Bühne

Das Stadium des Endometriumkarzinoms beschreibt, wie weit sich der Krebs von seinem ursprünglichen Standort im Endometrium, der Gebärmutterschleimhaut, ausgebreitet hat. Das Stadium des Endometriumkarzinoms wird durch die Ergebnisse der Biopsie, bildgebender Untersuchungen und manchmal einer Operation bestimmt. Das Stadium des Endometriumkarzinoms ist einer der wichtigsten Faktoren, die Ihre Prognose und Ihren Behandlungsplan beeinflussen.

Das am häufigsten zur Stadieneinteilung von Endometriumkarzinomen verwendete System ist das TNM-System, das für Tumor, Knoten und

Metastasierung steht. Das TNM-System weist jeder der drei Kategorien eine Zahl oder einen Buchstaben zu, basierend auf der Größe und Ausdehnung des Tumors, der Lymphknotenbeteiligung und der Ausbreitung des Krebses auf andere Körperteile. Das TNM-System kombiniert diese Kategorien auch in vier Hauptstufen, von Stufe I bis Stufe IV, mit einigen Unterstufen. Je höher das Stadium, desto weiter fortgeschritten ist der Krebs.

Das Folgende ist eine Zusammenfassung des TNM-Systems und der Stadien des Endometriumkarzinoms:

- **<u>Tumor (T):</u>** Die Tumorkategorie beschreibt die Größe und Ausdehnung des Primärtumors in der Gebärmutter. Es ist in vier Unterkategorien unterteilt, von T1 bis T4, mit einigen weiteren Unterteilungen. Je höher die T-Zahl, desto größer oder tiefer ist der Tumor.
  - **T1:** Der Tumor ist auf das Endometrium oder die innere Hälfte der Muskelschicht der Gebärmutter (Myometrium) beschränkt. Es ist weiter unterteilt in:

1. **T1a:** Der Tumor ist auf das Endometrium beschränkt oder befällt weniger als die Hälfte des Myometriums.
2. **T1b:** Der Tumor befällt mehr als die Hälfte des Myometriums.

- **T2:** Der Tumor dringt in die äußere Hälfte des Myometriums ein, erreicht aber weder die äußere Oberfläche der Gebärmutter (Serosa) noch das Gewebe um die Gebärmutter (Adnexe).
- **T3:** Der Tumor dringt in die Serosa, die Adnexe oder beide ein. Es ist weiter unterteilt in:

  1. **T3a:** Der Tumor befällt die äußere Schicht der Gebärmutter, die Serosa.
  2. **T3b:** Der Tumor befällt die Adnexe, das Gewebe rund um die Gebärmutter, wie zum Beispiel die Eierstöcke, Eileiter oder Bänder.

- **T4:** Der Tumor dringt in die Blase, das Rektum oder beide ein oder wächst außerhalb des Beckens.

- **<u>Knoten (N)</u>:** Die Knotenkategorie beschreibt die Beteiligung der regionalen Lymphknoten. Diese kleinen, bohnenförmigen Organe filtern und leiten Lymphflüssigkeit ab und helfen bei der Bekämpfung von Infektionen und Krankheiten. Die Lymphknoten in der Nähe der Gebärmutter werden Beckenlymphknoten und paraaortale Lymphknoten genannt. Die Knotenkategorie ist in zwei Unterkategorien, N0 und N1, mit einigen weiteren Unterteilungen unterteilt. Je höher die N-Zahl, desto mehr Lymphknoten sind betroffen.

  - **N0:** Es sind keine regionalen Lymphknoten beteiligt.
  - **N1:** Betroffen sind regionale Lymphknoten. Es ist weiter unterteilt in:
    1. **N1a:** Es sind nur Beckenlymphknoten betroffen.
    2. **N1b:** Es sind nur paraaortale Lymphknoten betroffen.
    3. **N1c:** Betroffen sind sowohl Becken- als auch paraaortale Lymphknoten.

- **<u>Metastasierung (M):</u>** Die Metastasierungskategorie beschreibt die Ausbreitung des Krebses auf entfernte Körperteile wie Lunge, Leber, Knochen oder Gehirn. Die Metastasenkategorie ist in zwei Unterkategorien unterteilt: M0 und M1. Je höher die M-Zahl, desto weiter entfernte Organe sind betroffen.
  - **M0:** Es werden keine Fernmetastasen gefunden.
  - **M1:** Es werden Fernmetastasen gefunden.

Die TNM-Kategorien werden dann in vier Hauptstufen, von Stufe I bis Stufe IV, mit einigen Unterstufen zusammengefasst. Im Folgenden finden Sie eine Zusammenfassung der Stadien des Endometriumkarzinoms und ihrer Definitionen:

- **<u>Stufe I:</u>** Der Krebs ist auf die Gebärmutter beschränkt. Es ist weiter unterteilt in:
  - **KI-Praktikum:** Der Krebs ist auf das Endometrium beschränkt oder befällt weniger als die Hälfte des

Myometriums und es sind keine Lymphknoten betroffen (T1a N0 M0).

- **Stufe IB:** Der Krebs befällt mehr als die Hälfte des Myometriums und es sind keine Lymphknoten betroffen (T1b N0 M0).

- <u>**Stufe II**</u>**:** Der Krebs dringt in die äußere Hälfte des Myometriums ein, erreicht jedoch nicht die Serosa, die Adnexe oder die Lymphknoten (T2 N0 M0).

- <u>**Stufe III**</u>**:** Der Krebs befällt die Serosa, die Adnexe, die Lymphknoten oder alle davon, breitet sich jedoch nicht auf entfernte Organe aus. Es ist weiter unterteilt in:
  - **Stufe IIIA:** Der Krebs dringt in die Serosa ein und es sind keine Lymphknoten betroffen (T3a N0 M0).
  - **Stufe IIIB:** Der Krebs dringt in die Adnexe ein und es sind keine Lymphknoten betroffen (T3b N0 M0).
  - **Stufe IIIC:** Der Krebs befällt die Becken- und paraaortalen Lymphknoten, unabhängig von der

Ausdehnung des Tumors in der Gebärmutter (T1-T3 N1 M0). Es ist weiter unterteilt in:

1. **Stufe IIIC1:** Der Krebs befällt nur die Beckenlymphknoten (T1-T3 N1a M0).

2. **Stufe IIIC2:** Der Krebs befällt die paraaortalen Lymphknoten mit oder ohne Beteiligung der Beckenlymphknoten (T1-T3 N1b-N1c M0).

- <u>**Stufe IV**</u>: Der Krebs dringt in die Blase, das Rektum oder beides ein, wächst außerhalb des Beckens oder breitet sich auf entfernte Organe aus. Es ist weiter unterteilt in:
  - **Stufe IVA:** Der Krebs befällt die Blase, das Rektum oder beide (T4 N0-N1 M0).
  - **Stufe IVB:** Der Krebs wächst außerhalb des Beckens und breitet sich auf entfernte Organe aus (Any T Any N M1).

Das Stadium des Endometriumkarzinoms kann Ihre Prognose und Behandlungsmöglichkeiten beeinflussen. Im Allgemeinen gilt: Je früher das Stadium, desto besser die Prognose und desto mehr Behandlungsmöglichkeiten stehen zur Verfügung. Je später das Stadium, desto schlechter ist die Prognose und desto weniger Behandlungsmöglichkeiten stehen zur Verfügung.

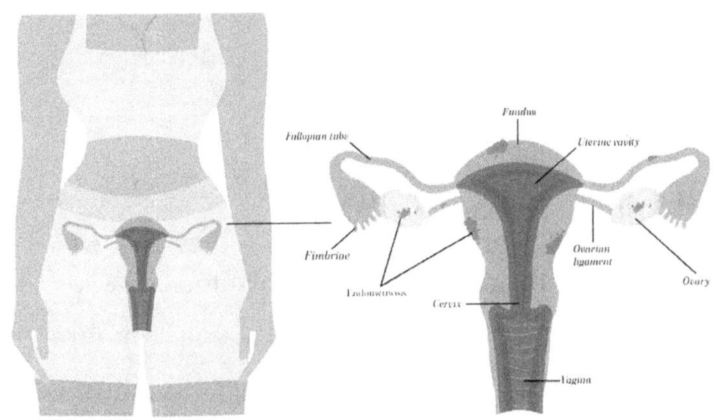

Kapitel 5

Behandlungsmöglichkeiten

Übersicht über die verfügbaren Behandlungsmöglichkeiten

Die Behandlungsmöglichkeiten für Endometriumkarzinom hängen von mehreren Faktoren ab, wie zum Beispiel dem Stadium, dem Grad, der Art und dem Ort des Krebses sowie dem Alter, dem Gesundheitszustand und den Vorlieben der Patientin. Die Hauptziele der Behandlung bestehen darin, den Krebs zu entfernen, seine Ausbreitung oder sein Wiederauftreten zu verhindern und die Symptome und Nebenwirkungen zu lindern. Die wichtigsten Behandlungsmöglichkeiten für Endometriumkarzinom sind:

- Eine Operation ist die erste und häufigste Behandlung von Gebärmutterkrebs. Dabei werden Gebärmutter, Gebärmutterhals, Eileiter und Eierstöcke entfernt, was als totale Hysterektomie und bilaterale Salpingo-Oophorektomie (TH/BSO) bezeichnet wird. Manchmal werden auch die Lymphknoten in der Nähe der Gebärmutter entfernt und auf Krebsausbreitung untersucht, was als pelvine und paraaortale Lymphknotendissektion (LND) oder Probenahme bezeichnet wird. Eine Operation kann Endometriumkrebs heilen, wenn er auf die Gebärmutter beschränkt wird. Allerdings bedeutet es auch, dass die Patientin nicht mehr schwanger werden kann und keine Regelblutung mehr haben kann. Eine Operation kann auch zu Komplikationen wie Blutungen, Infektionen oder Schäden an umliegenden Organen führen.

- Bei der Strahlentherapie werden hochenergetische Strahlen oder Partikel eingesetzt, um Krebszellen abzutöten oder ihr Wachstum zu stoppen. Sie kann äußerlich durch eine Maschine verabreicht werden, die

die Strahlung auf das Becken richtet, oder intern, indem radioaktive Quellen in der Vagina oder der Gebärmutter platziert werden, was als Brachytherapie bezeichnet wird. Eine Strahlentherapie kann vor einer Operation eingesetzt werden, um den Tumor zu verkleinern, nach einer Operation, um verbleibende Krebszellen abzutöten, oder anstelle einer Operation bei Patienten, die nicht operiert werden können oder wollen. Eine Strahlentherapie kann auch dazu beitragen, die Symptome eines fortgeschrittenen oder wiederkehrenden Endometriumkarzinoms wie Blutungen oder Schmerzen zu lindern. Die Strahlentherapie kann einige Nebenwirkungen wie Hautreizungen, Müdigkeit, Übelkeit, Durchfall oder Blasenprobleme verursachen.

- Bei der Chemotherapie werden Medikamente eingesetzt, um Krebszellen abzutöten oder an der Teilung zu hindern. Es kann oral, als Injektion oder als Infusion in eine Vene verabreicht werden. Eine Chemotherapie kann nach einer Operation eingesetzt werden, um das Risiko eines erneuten Auftretens zu senken, insbesondere bei Patientinnen mit Hochrisiko- oder fortgeschrittenem Endometriumkarzinom. Es kann auch bei Patienten angewendet werden, bei denen eine Operation oder Strahlentherapie nicht möglich ist, oder bei Patienten, deren Krebs sich auf entfernte Organe ausgebreitet hat oder nach der Erstbehandlung erneut aufgetreten ist. Eine Chemotherapie kann einige Nebenwirkungen haben, wie Haarausfall, wunde Stellen im Mund, Appetitlosigkeit, Erbrechen, niedrige Blutkörperchenzahlen oder Nervenschäden.

- Bei der Hormontherapie werden Medikamente eingesetzt, um den Spiegel von Hormonen wie Östrogen und Progesteron zu blockieren oder zu senken, die das Wachstum einiger Arten von Endometriumkrebs stimulieren können. Es kann oral, durch Injektion oder durch Implantat verabreicht werden. Eine Hormontherapie kann vor einer Operation eingesetzt werden, um den Tumor zu verkleinern, insbesondere bei jungen Patienten, die ihre Fruchtbarkeit erhalten möchten, oder nach einer Operation, um das

Risiko eines erneuten Auftretens zu senken, insbesondere bei Patienten mit Endometriumkarzinom mit geringem Risiko oder im Frühstadium. Es kann auch bei Patienten angewendet werden, bei denen eine Operation, Strahlentherapie oder Chemotherapie nicht möglich ist, oder bei Patienten, deren Krebs sich auf entfernte Organe ausgebreitet hat oder nach der Erstbehandlung erneut aufgetreten ist. Eine Hormontherapie kann einige Nebenwirkungen haben, wie Gewichtszunahme, Flüssigkeitsansammlung, Hitzewallungen, Scheidentrockenheit oder Stimmungsschwankungen.

- Bei der gezielten Therapie werden Medikamente eingesetzt, die auf bestimmte Moleküle oder Signalwege abzielen, die am Wachstum und Überleben von Krebszellen beteiligt sind. Es kann oral, als Injektion oder als Infusion in eine Vene verabreicht werden. Eine gezielte Therapie kann bei Patienten mit fortgeschrittenem oder rezidivierendem Endometriumkarzinom eingesetzt werden, das eine bestimmte genetische Mutation oder einen bestimmten Biomarker aufweist, wie z. B. Mismatch-Repair-Defizienz (dMMR), Microsatellite Instability-High (MSI-H) oder Programmed Death Ligand 1 (PD- L1). Bei einigen Patienten kann eine gezielte Therapie besser wirken als eine Chemotherapie oder eine Hormontherapie. Es kann weniger oder andere Nebenwirkungen wie Hautausschlag, Durchfall oder Leberprobleme verursachen.

Dies sind einige der wichtigsten Behandlungsmöglichkeiten für Endometriumkrebs, aber sie sind nicht die einzigen. Weitere Behandlungsoptionen können eine Immuntherapie sein, bei der Medikamente eingesetzt werden, um das Immunsystem zur Krebsbekämpfung zu stärken, oder klinische Studien, bei denen es sich um Forschungsstudien handelt, in denen neue oder experimentelle Behandlungen getestet werden. Die beste Behandlungsoption für jeden Patienten hängt von seiner Situation und seinen Vorlieben ab.

Operation

In den meisten Fällen von Endometriumkarzinom ist eine Operation die wichtigste Behandlungsoption.

Dabei werden die Gebärmutter und andere Fortpflanzungsorgane sowie die Lymphknoten in der Nähe der Gebärmutter entfernt, um den Krebs loszuwerden und seine Ausbreitung zu verhindern. Art und Umfang der Operation hängen vom Stadium, Grad, Typ und Ort des Krebses sowie vom Alter, Gesundheitszustand und Vorlieben des Patienten ab. Hier besprechen wir die verschiedenen Arten der Operation bei Endometriumkrebs und ihre Vorteile und Risiken.

Hysterektomie

Eine Hysterektomie ist eine Operation, bei der die Gebärmutter und der Gebärmutterhals entfernt werden. Es ist die häufigste Operation bei Gebärmutterkrebs und kann den Krebs heilen, wenn er auf die Gebärmutter beschränkt wird. Eine Hysterektomie kann je nach Situation und Präferenz des Chirurgen unterschiedlich durchgeführt werden. Die wichtigsten Arten der Hysterektomie sind:

- **Abdominelle Hysterektomie:** Die Gebärmutter und der Gebärmutterhals werden durch einen großen Schnitt (Schnitt) im Unterbauch (Bauch) entfernt. Diese Art der Hysterektomie ermöglicht es dem Chirurgen, die Gebärmutter und andere Organe leichter zu sehen und zu entfernen. Die Genesung dauert jedoch länger und es treten mehr Komplikationen auf als bei anderen Arten der Hysterektomie.

- **Vaginale Hysterektomie:** Die Entfernung der Gebärmutter und des Gebärmutterhalses erfolgt durch die Vagina, ohne dass Schnitte im Bauchraum vorgenommen werden müssen. Diese Art der Hysterektomie hat eine kürzere Erholungszeit und weniger Komplikationen als eine abdominale Hysterektomie. Für Patienten mit großen Tumoren oder fortgeschrittenem Krebs ist es jedoch möglicherweise nicht geeignet, da der Chirurg weniger Zugang und Sicht auf die Beckenorgane hat.

- **Laparoskopische Hysterektomie:** Die Entfernung der Gebärmutter und des Gebärmutterhalses erfolgt über mehrere kleine Schnitte im Bauch mithilfe eines dünnen, flexiblen Schlauchs mit einer Lichtkamera (Laparoskop) und speziellen Instrumenten. Diese Art der Hysterektomie hat die Vorteile sowohl einer abdominalen als auch einer vaginalen Hysterektomie, da sie es dem Chirurgen ermöglicht, die Gebärmutter und andere Organe genauer zu sehen und zu entfernen, während die Genesungszeit kürzer ist und weniger Komplikationen auftreten als bei einer abdominalen Hysterektomie.

Eine Hysterektomie kann entweder einfach oder radikal sein, je nachdem, wie viel des umliegenden Gewebes und der Organe zusammen mit der Gebärmutter und dem Gebärmutterhals entfernt wird. Bei einer einfachen Hysterektomie werden nur die Gebärmutter und der Gebärmutterhals entfernt. Im Gegensatz dazu werden bei einer radikalen Hysterektomie die gesamte Gebärmutter, das Gewebe neben der Gebärmutter (parametrium und uterosakrale Bänder) sowie der obere Teil der Vagina (neben dem Gebärmutterhals) entfernt.

Eine radikale Hysterektomie wird in der Regel bei Patientinnen mit fortgeschrittenem oder aggressivem Endometriumkarzinom durchgeführt, da dadurch mehr Krebszellen entfernt und das Risiko eines erneuten Auftretens gesenkt werden kann. Eine Hysterektomie kann auch mit anderen Eingriffen kombiniert werden, wie zum Beispiel:

- **Bilaterale Salpingoophorektomie (BSO):** Entfernung beider Eileiter und Eierstöcke. Dies wird in der Regel bei den meisten Patientinnen mit Endometriumkarzinom durchgeführt, da dadurch der Hormonspiegel gesenkt werden kann, der das Wachstum einiger Arten von Endometriumkarzinom stimulieren und auch Eierstockkrebs, eine weitere häufige Krebsart der weiblichen Fortpflanzungsorgane, verhindern kann.

- **Lymphknotendissektion oder -entnahme:** Die Entfernung einiger oder aller Lymphknoten im Becken und um die Aorta herum, den kleinen, bohnenförmigen Organen, die Lymphflüssigkeit filtern und ableiten und bei der Bekämpfung von Infektionen und Krankheiten helfen. Dies geschieht, um zu überprüfen, ob sich der Krebs auf die Lymphknoten ausgebreitet hat, und um eventuell darin befindliche Krebszellen zu entfernen. Durch eine

Lymphknotendissektion werden mehr Lymphknoten entfernt als durch eine Lymphknotenentnahme. Allerdings besteht auch ein höheres Risiko für Komplikationen, wie zum Beispiel Lymphödeme (Schwellung der Beine durch Flüssigkeitsansammlung).

- **Beckenwaschungen:** Die Flüssigkeitsansammlung aus dem Becken wird dann an ein Labor geschickt und auf Krebszellen untersucht. Dies geschieht, um zu überprüfen, ob sich der Krebs auf die Beckenhöhle ausgebreitet hat, und um etwaige Krebszellen, die sich möglicherweise in der Flüssigkeit befinden, zu entfernen.

- **Omentektomie:** Die Entfernung des Omentums, einer Fettschicht, die die Bauchorgane bedeckt und schützt. Dies geschieht, um zu überprüfen, ob sich der Krebs auf das Omentum ausgebreitet hat, und um eventuell darin befindliche Krebszellen zu entfernen.

- **Peritonealbiopsien:** Die Entnahme kleiner Gewebeproben aus der Bauchfellauskleidung der Bauchhöhle. Dies geschieht, um zu überprüfen, ob sich der Krebs auf das

Bauchfell ausgebreitet hat, und um eventuell darin befindliche Krebszellen zu entfernen.

Die Vorteile einer Hysterektomie bei Endometriumkarzinom sind:

- Es kann den Krebs heilen, wenn es auf die Gebärmutter beschränkt ist, oder die Heilungschancen verbessern, wenn es mit anderen Behandlungen wie Bestrahlung oder Chemotherapie kombiniert wird.
- Es kann verhindern, dass sich der Krebs ausbreitet oder erneut auftritt, oder sein Wachstum verlangsamen, wenn er sich bereits ausgebreitet hat.
- Es kann die Symptome von Endometriumkrebs lindern, wie z. B. abnormale Blutungen, Schmerzen oder Druck.

Die Risiken einer Hysterektomie bei Endometriumkarzinom sind:

- Es kann zu Komplikationen wie Blutungen, Infektionen, Schäden an umliegenden

Organen, Blutgerinnseln oder Anästhesieproblemen kommen.

- Es kann Nebenwirkungen wie Wechseljahre, Unfruchtbarkeit, sexuelle Funktionsstörungen, Harninkontinenz oder Darmprobleme verursachen.
- Es kann sich auf die Lebensqualität auswirken, beispielsweise auf das emotionale, soziale und psychologische Wohlbefinden des Patienten.

Debulking-Operation

Eine Debulking-Operation ist eine Operation, bei der so viel wie möglich, aber nicht alles, vom Krebs entfernt wird. Sie wird in der Regel bei Patienten mit fortgeschrittenem oder wiederkehrendem Endometriumkarzinom durchgeführt, das sich im gesamten Becken und Bauch ausgebreitet hat und durch eine Operation nicht beseitigt werden kann. Die Debulking-Operation kann je nach Situation und Präferenz des Chirurgen auf unterschiedliche Weise durchgeführt werden. Die wichtigsten Arten der Debulking-Operation sind:

- **Zytoreduktive Chirurgie:** Die Entfernung der Gebärmutter, des Gebärmutterhalses, der Eileiter, der Eierstöcke, der Lymphknoten, des Omentums und aller anderen von Krebs betroffenen Organe oder Gewebe wie Blase, Mastdarm, Leber, Milz oder Darm. Ziel dieser Art der Debulking-Operation ist es, so viel Krebs wie möglich zu entfernen und nur kleine Krebsbereiche zurückzulassen, die der Chirurg weder sehen noch fühlen kann.

- **Palliative Chirurgie:** Die Entfernung nur der Teile des Krebses, die Symptome wie Blutungen, Schmerzen oder Verstopfung des Urins oder Stuhls verursachen. Ziel dieser Art der Debulking-Operation ist die Verbesserung der Lebensqualität des Patienten, nicht jedoch die Heilung des Krebses.

Eine Debulking-Operation kann auch mit anderen Behandlungen wie Chemotherapie, Strahlentherapie, Hormontherapie oder gezielter Therapie kombiniert werden, um verbleibende Krebszellen abzutöten und das Wachstum oder die Ausbreitung des Krebses zu verhindern oder zu verzögern. Die Vorteile einer Debulking-Operation bei Gebärmutterkrebs sind:

- Es kann die Wirksamkeit anderer Behandlungen wie Chemotherapie, Strahlentherapie, Hormontherapie oder gezielte Therapie verbessern, indem es den Krebs reduziert, auf den sie abzielen.
- Es kann die Überlebenschancen verbessern oder die Überlebenszeit verlängern, indem es das Wachstum und die Ausbreitung des Krebses verlangsamt.
- Es kann die Symptome von Endometriumkrebs wie Blutungen, Schmerzen oder Druck lindern.

Die Risiken einer Debulking-Operation bei Endometriumkarzinom sind:

- Es kann zu Komplikationen wie Blutungen, Infektionen, Schäden an umliegenden Organen, Blutgerinnseln oder Anästhesieproblemen kommen.
- Es kann Nebenwirkungen wie Wechseljahre, Unfruchtbarkeit, sexuelle Funktionsstörungen, Harninkontinenz,

Darmprobleme oder Ernährungsprobleme verursachen.

- Es kann sich auf die Lebensqualität auswirken, beispielsweise auf das emotionale, soziale und psychologische Wohlbefinden des Patienten.

Fruchtbarkeitserhaltende Operation

Bei einer fruchtbarkeitserhaltenden Operation handelt es sich um eine Operation, die die Fähigkeit, in der Zukunft schwanger zu werden, aufrechterhält, indem nur der Teil der Gebärmutter entfernt wird, der den Krebs enthält, während der Rest der Gebärmutter, des Gebärmutterhalses, der Eileiter und Eierstöcke intakt bleibt. Man spricht auch von konservativer Operation oder radikaler Trachelektomie.

Es wird nur bei jungen Frauen mit Gebärmutterschleimhautkrebs im Frühstadium und niedrigem Schweregrad durchgeführt, die noch Kinder haben möchten und bei denen keine anderen Risikofaktoren oder medizinischen Probleme vorliegen, die eine erfolgreiche Schwangerschaft verhindern würden. Eine fruchtbarkeitserhaltende

Operation kann je nach Situation und Präferenz des Chirurgen auf unterschiedliche Weise durchgeführt werden. Die wichtigsten Arten fruchtbarkeitserhaltender Operationen sind:

- **Hysteroskopische Resektion:** Die Entfernung der Gebärmutterschleimhaut und des Tumors durch die Vagina mit einem dünnen, flexiblen Schlauch mit Licht und einer Kamera (Hysteroskop) sowie speziellen Instrumenten. Diese Art der fruchtbarkeitserhaltenden Operation eignet sich für Patienten mit kleinen und oberflächlichen Tumoren, die nicht in die Muskelschicht der Gebärmutter (Myometrium) eindringen.

- **Laparoskopisch-assistierte vaginale Hysterektomie (LAVH):** Die Entfernung des oberen Teils der Gebärmutter und des Tumors durch die Vagina mit einem Laparoskop und speziellen Instrumenten. Der untere Teil der Gebärmutter und der Gebärmutterhals bleiben an Ort und Stelle. Diese Art der fruchtbarkeitserhaltenden Operation eignet sich für Patienten mit ausgedehnteren oder tieferen Tumoren, die das Myometrium, aber nicht den Gebärmutterhals befallen.

Eine fruchtbarkeitserhaltende Operation kann auch mit anderen Behandlungen wie einer Hormontherapie kombiniert werden, um den Tumor vor der Operation zu verkleinern oder das Risiko eines erneuten Auftretens nach der Operation zu senken. Bei der Hormontherapie werden Medikamente eingesetzt, um den Spiegel von Hormonen wie Östrogen und Progesteron zu blockieren oder zu senken, die das Wachstum einiger Arten von Endometriumkrebs stimulieren können. Es kann oral, durch Injektion oder durch Implantat verabreicht werden.

Die Vorteile einer fruchtbarkeitserhaltenden Operation bei Gebärmutterkrebs sind:

- Es kann Krebs heilen, wenn es auf die Gebärmutterschleimhaut beschränkt ist, oder die Heilungschancen verbessern, wenn es mit anderen Behandlungen wie einer Hormontherapie kombiniert wird.

- Es kann die Fruchtbarkeit und Menstruationsfunktion der Patientin erhalten und ihr ermöglichen, in der Zukunft Kinder zu bekommen.

Die Risiken einer fruchtbarkeitserhaltenden Operation bei Gebärmutterkrebs sind:

- Es kann zu Komplikationen wie Blutungen, Infektionen, Schäden an umliegenden Organen oder Anästhesieproblemen kommen.
- Es kann Nebenwirkungen wie Menstruationsunregelmäßigkeiten, Eierstockzysten oder vorzeitige Wechseljahre verursachen.
- Es kann das Risiko eines erneuten Auftretens erhöhen, da einige Krebszellen in der Gebärmutter oder im Gebärmutterhals verbleiben oder sich aufgrund der hormonellen Stimulation später entwickeln können.
- Es kann sich auf den Schwangerschaftsausgang auswirken, beispielsweise auf das Risiko einer

Fehlgeburt, einer Frühgeburt oder eines Kaiserschnitts.

Eine fruchtbarkeitserhaltende Operation ist nicht für alle Patientinnen mit Endometriumkarzinom geeignet und erfordert eine sorgfältige Auswahl und engmaschige Nachsorge. Es wird nur jungen Frauen mit Gebärmutterkrebs im Frühstadium und geringem Schweregrad empfohlen, die noch einen Kinderwunsch haben und keine anderen Risikofaktoren oder medizinischen Probleme haben, die eine erfolgreiche Schwangerschaft verhindern würden.

Es ist auch wichtig, die Vorteile und Risiken einer fruchtbarkeitserhaltenden Operation mit Ihrem Arzt zu besprechen und andere Optionen zur Erhaltung oder Erreichung Ihrer Fruchtbarkeit in Betracht zu ziehen, wie zum Beispiel das Einfrieren von Eizellen oder Embryonen, Leihmutterschaft oder Adoption.

Strahlentherapie

Die Strahlentherapie ist eine Behandlungsoption für Gebärmutterkrebs, bei der hochenergetische Strahlen oder Partikel eingesetzt werden, um

Krebszellen abzutöten oder ihr Wachstum zu stoppen. Es kann auf zwei Arten gegeben werden: intern oder extern. Hier besprechen wir die verschiedenen Arten der Strahlentherapie bei Endometriumkrebs und ihre Vorteile und Risiken.

Interne Strahlentherapie

Bei der inneren Strahlentherapie, auch Brachytherapie genannt, werden radioaktive Quellen im Körperinneren in der Nähe des Tumors platziert. Die Strahlung wirkt sich hauptsächlich auf den Bereich aus, in dem die Quellen platziert sind, und schädigt das umliegende gesunde Gewebe weniger. Die interne Strahlentherapie kann zur Behandlung von Gebärmutterkrebs, der auf die Gebärmutter oder den oberen Teil der Vagina beschränkt ist, oder zur Verstärkung der Wirkung einer externen Strahlentherapie eingesetzt werden.

Es gibt zwei Arten der internen Strahlentherapie bei Gebärmutterkrebs: *Niedrigdosis Rate (LDR)* Und Hohe dosisleistung *(HDR)*. Bei der LDR-Brachytherapie bleiben die radioaktiven Quellen mehrere Tage lang an Ort und Stelle und der Patient muss während der Behandlung im

Krankenhaus bleiben. Bei der HDR-Brachytherapie werden die radioaktiven Quellen innerhalb weniger Minuten eingesetzt und entfernt, und der Patient kann nach jeder Behandlung nach Hause gehen. HDR wird in den USA häufiger verwendet als LDR.

Die Vorteile der internen Strahlentherapie bei Gebärmutterkrebs sind:

- Es kann dem Tumor eine hohe Strahlendosis zuführen und gleichzeitig die umliegenden Organe wie Blase und Mastdarm vor einer zu starken Strahlenbelastung bewahren.
- Es kann die Heilungschancen verbessern oder das Wiederauftreten von Krebs verhindern, insbesondere in Kombination mit einer externen Strahlentherapie oder einem chirurgischen Eingriff.
- Sie kann weniger Nebenwirkungen wie Hautreizungen, Müdigkeit oder Übelkeit verursachen als eine externe Strahlentherapie.

Die Risiken einer internen Strahlentherapie bei Endometriumkarzinom sind:

- Es kann zu Beschwerden, Blutungen oder Infektionen in der Vagina, dem Gebärmutterhals oder der Gebärmutter kommen, wo sich die radioaktiven Quellen befinden.

- Es kann zu vaginaler Trockenheit, Verengung oder Narbenbildung kommen, was die sexuelle Funktion oder den Geschlechtsverkehr beeinträchtigen kann.

- Es kann zu vorübergehenden oder dauerhaften Schäden an den Eierstöcken kommen, die die Fruchtbarkeit oder die Hormonproduktion beeinträchtigen können.

Externe Strahlentherapie

Bei der externen Strahlentherapie, auch externe Strahlentherapie genannt, kommt eine Maschine zum Einsatz, die Strahlen auf das Becken abgibt, wo sich der Tumor befindet. Die Strahlen können so geformt und angepasst werden, dass sie der Größe und Form des Tumors entsprechen und das nahegelegene gesunde Gewebe meiden. Eine externe Strahlentherapie kann zur Behandlung von Gebärmutterkrebs eingesetzt werden, der sich über die Gebärmutter hinaus ausgebreitet hat, oder um das Risiko eines erneuten Auftretens nach einer Operation zu senken.

Es gibt verschiedene Arten der externen Strahlentherapie bei Gebärmutterkrebs, wie z 3-dimensionale *konforme Strahlentherapie (3D-CRT), intensitätsmodulierte Strahlentherapie (IMRT),* oder *Bildgesteuerte Strahlentherapie (IGRT).* Diese Arten der Strahlentherapie nutzen fortschrittliche Computersoftware und bildgebende Verfahren, um dem Tumor präzise und genaue Strahlendosen zuzuführen und gleichzeitig die Belastung des umgebenden normalen Gewebes zu minimieren.

Die Vorteile der externen Strahlentherapie bei Endometriumkrebs sind:

- Es kann alle Krebszellen abtöten, die sich möglicherweise auf das Becken oder die Lymphknoten ausgebreitet haben oder nach der Operation zurückgeblieben sind.
- Es kann die Überlebenschancen verbessern oder die Überlebenszeit verlängern, indem es das Wachstum und die Ausbreitung des Krebses verlangsamt.

- Es kann die Symptome von Endometriumkrebs wie Blutungen, Schmerzen oder Druck lindern.

Die Risiken einer externen Strahlentherapie bei Gebärmutterkrebs sind:

- Es kann zu Hautirritationen, Rötungen oder Abblättern in dem Bereich kommen, auf den die Strahlen gerichtet sind.
- Aufgrund der Strahlung, die die normalen Zellen im Becken und Bauch beeinträchtigt, kann es zu Müdigkeit, Übelkeit, Durchfall oder Blasenproblemen kommen.
- Es kann zu vaginaler Trockenheit, Verengung oder Narbenbildung kommen, was die sexuelle Funktion oder den Geschlechtsverkehr beeinträchtigen kann.
- Es kann zu vorübergehenden oder dauerhaften Schäden an den Eierstöcken kommen, die die Fruchtbarkeit oder die Hormonproduktion beeinträchtigen können.

Dies sind die wichtigsten Arten der Strahlentherapie bei Gebärmutterkrebs, aber sie sind nicht die einzigen. Andere Arten der Strahlentherapie können die Protonentherapie umfassen, bei der Protonen anstelle von Röntgenstrahlen zur Strahlenabgabe verwendet werden, oder die stereotaktische Körperbestrahlungstherapie (SBRT), bei der hohe Strahlendosen in weniger Sitzungen eingesetzt werden. Welche Art der Strahlentherapie für jeden Patienten am besten geeignet ist, hängt von seiner individuellen Situation und seinen Vorlieben ab.

Chemotherapie

Chemotherapie ist eine Behandlungsoption für Gebärmutterkrebs, bei der Medikamente eingesetzt werden, um Krebszellen abzutöten oder sie an der Teilung zu hindern. Es kann oral, durch Injektion oder durch Infusion in eine Vene verabreicht werden. Eine Chemotherapie kann nach einer Operation eingesetzt werden, um das Risiko eines erneuten Auftretens zu senken, insbesondere bei Patientinnen mit Hochrisiko- oder fortgeschrittenem Endometriumkarzinom.

Es kann auch bei Patienten angewendet werden, bei denen eine Operation oder Strahlentherapie nicht möglich ist, oder bei Patienten, deren Krebs sich auf entfernte Organe ausgebreitet hat oder nach der

Erstbehandlung erneut aufgetreten ist. Eine Chemotherapie kann einige Nebenwirkungen haben, wie Haarausfall, wunde Stellen im Mund, Appetitlosigkeit, Erbrechen, niedrige Blutkörperchenzahlen oder Nervenschäden. Hier werden wir die verschiedenen Arten von Chemotherapeutika gegen Endometriumkrebs sowie deren Vorteile und Risiken besprechen.

Chemotherapeutika

Es gibt mehrere Chemotherapeutika, die entweder allein oder in Kombination zur Behandlung von Gebärmutterkrebs eingesetzt werden können. Die Wahl der Medikamente hängt vom Stadium, Grad, Typ und Ort des Krebses sowie vom Alter, Gesundheitszustand und den Vorlieben des Patienten ab. Einige der häufigsten Chemotherapeutika gegen Endometriumkrebs sind:

- **Carboplatin:** Ein Medikament auf Platinbasis, das die DNA von Krebszellen schädigt und deren Teilung verhindert. Es wird oft mit Paclitaxel oder Docetaxel kombiniert, wobei es sich um Arzneimittel handelt, die in die Struktur und Funktion von

Mikrotubuli eingreifen, den Bestandteilen der Zelle, die bei der Zellteilung und -bewegung helfen.

- **Paclitaxel (Taxol®):** Ein Medikament, das in die Struktur und Funktion von Mikrotubuli eingreift, den Bestandteilen der Zelle, die bei der Zellteilung und -bewegung helfen. Es wird häufig mit Carboplatin kombiniert, einem Medikament auf Platinbasis, das die DNA von Krebszellen schädigt und deren Teilung verhindert.

- **Docetaxel (Taxotere®):** Ein Medikament, das in die Struktur und Funktion von Mikrotubuli eingreift, den Bestandteilen der Zelle, die bei der Zellteilung und -bewegung helfen. Es wird häufig mit Carboplatin kombiniert, einem Medikament auf Platinbasis, das die DNA von Krebszellen schädigt und deren Teilung verhindert.

- **Doxorubicin (Adriamycin ®) oder liposomales Doxorubicin (Doxil ®):** Arzneimittel, die zu einer Gruppe von Arzneimitteln gehören, die Anthrazykline genannt werden und deren Wirkung darin besteht, dass sie sich in die DNA von

Krebszellen einfügen und diese daran hindern, sich selbst zu kopieren. Liposomales Doxorubicin ist eine Form von Doxorubicin, die in winzigen Fettpartikeln (Liposomen) eingeschlossen ist, die dabei helfen, das Medikament zum Tumor zu transportieren und die Schädigung des Herzens, eine häufige Nebenwirkung von Doxorubicin, zu reduzieren.

- **Cisplatin:** Ein Medikament auf Platinbasis, das die DNA von Krebszellen schädigt und deren Teilung verhindert. Es wird oft mit Doxorubicin kombiniert, einem Medikament, das zu einer Gruppe von Medikamenten namens Anthrazykline gehört, die wirken, indem sie sich in die DNA von Krebszellen einfügen und diese daran hindern, sich selbst zu kopieren.

- **Ifosfamid (Ifex®):** Ein Medikament, das zu einer Gruppe von Medikamenten gehört, die als Alkylierungsmittel bezeichnet werden und deren Wirkung darin besteht, dass sie chemische Gruppen an die DNA von Krebszellen anhängen und sie daran hindern, sich selbst zu kopieren. Es wird häufig bei

Karzinosarkomen eingesetzt, einer seltenen Art von Endometriumkrebs, der sowohl Merkmale eines Karzinoms als auch eines Sarkoms aufweist.

Am häufigsten werden zur Behandlung zwei oder mehr Medikamente kombiniert. Eine Kombinationschemotherapie wirkt besser als ein Medikament allein. Zu den häufigsten Kombinationen gehören Carboplatin/Paclitaxel und Cisplatin/Doxorubicin. Carboplatin/Docetaxel und Cisplatin/Paclitaxel/Doxorubicin können seltener angewendet werden.

Die Chemotherapie wird normalerweise in Zyklen durchgeführt: einer Behandlungsphase, gefolgt von einer Ruhephase. Die Chemotherapeutika können an einem oder mehreren Tagen in jedem Zyklus verabreicht werden. Die Anzahl der Zyklen und die Länge jedes Zyklus hängen von der Art und Dosis der Medikamente, dem Ansprechen auf die Behandlung und den Nebenwirkungen ab.

Die Vorteile einer Chemotherapie bei Endometriumkrebs sind:

- Es kann alle Krebszellen abtöten, die sich möglicherweise über die Gebärmutter hinaus ausgebreitet haben oder nach der Operation zurückgeblieben sind.

- Es kann das Risiko eines Wiederauftretens senken oder das Wiederauftreten verzögern, insbesondere bei Patientinnen mit Hochrisiko- oder fortgeschrittenem Endometriumkarzinom.

- Es kann die Überlebenschancen verbessern oder die Überlebenszeit verlängern, indem es das Wachstum und die Ausbreitung des Krebses verlangsamt.

- Es kann die Symptome von Endometriumkrebs wie Blutungen, Schmerzen oder Druck lindern.

Die Risiken einer Chemotherapie bei Endometriumkarzinom sind:

- Es kann Nebenwirkungen wie Haarausfall, wunde Stellen im Mund, Appetitlosigkeit, Erbrechen, niedrige Blutkörperchenzahlen oder Nervenschäden verursachen. Diese Nebenwirkungen hängen von den verwendeten Medikamenten, der Dosis und der Behandlungsdauer ab. Die meisten Nebenwirkungen sind vorübergehend und können mit Medikamenten oder unterstützenden Maßnahmen behandelt werden. Einige Nebenwirkungen wie Nervenschäden oder Herzschäden können dauerhaft oder lang anhaltend sein.

- Es kann zu Komplikationen wie Infektionen, Blutungen oder allergischen Reaktionen kommen. Diese Komplikationen können schwerwiegend sein und erfordern sofortige ärztliche Hilfe. Einige Komplikationen wie Nierenschäden oder Hörverlust können dauerhaft oder langanhaltend sein.

- Es kann die Fruchtbarkeit und die Hormonproduktion der Patientin beeinträchtigen, insbesondere bei Frauen, die die Wechseljahre noch nicht erreicht haben. Eine Chemotherapie kann die Eierstöcke schädigen und dazu führen, dass sie keine Eier mehr und keine Hormone mehr produzieren, was zu Unfruchtbarkeit oder einer frühen Menopause führen kann. Dies kann Symptome wie Hitzewallungen,

Scheidentrockenheit, Stimmungsschwankungen oder Osteoporose verursachen. Einige Frauen können möglicherweise ihre Fruchtbarkeit erhalten, indem sie ihre Eizellen oder Embryonen vor der Chemotherapie einfrieren oder Medikamente einnehmen, die die Eierstöcke während der Chemotherapie vorübergehend außer Kraft setzen.

Dies sind die wichtigsten Vorteile und Risiken einer Chemotherapie bei Endometriumkrebs, aber sie sind nicht die einzigen. Abhängig von seiner individuellen Situation und seinen Vorlieben kann jeder Patient unterschiedlich auf die Chemotherapie reagieren und Erfahrungen mit der Chemotherapie machen. Daher ist es wichtig, die Vorteile und Risiken einer Chemotherapie mit Ihrem Arzt zu besprechen und Faktoren wie Wirksamkeit, Nebenwirkungen, Kosten und Lebensqualität zu berücksichtigen.

Hormontherapie

Die Hormontherapie ist eine Behandlungsoption für Endometriumkarzinom, bei der Medikamente eingesetzt werden, um den Spiegel von Hormonen wie Östrogen und Progesteron zu blockieren oder zu senken, die das Wachstum einiger Arten von Endometriumkarzinom stimulieren können. Es kann oral, durch Injektion oder durch Implantat verabreicht werden.

Eine Hormontherapie kann vor einer Operation eingesetzt werden, um den Tumor zu verkleinern, insbesondere bei jungen Patienten, die ihre Fruchtbarkeit erhalten möchten, oder nach einer Operation, um das Risiko eines erneuten Auftretens zu senken, insbesondere bei Patienten mit Endometriumkarzinom mit geringem Risiko oder im Frühstadium.

Es kann auch bei Patienten angewendet werden, bei denen eine Operation, Strahlentherapie oder Chemotherapie nicht möglich ist, oder bei Patienten, deren Krebs sich auf entfernte Organe ausgebreitet hat oder nach der Erstbehandlung erneut aufgetreten ist. Eine Hormontherapie kann einige Nebenwirkungen haben, wie Gewichtszunahme, Flüssigkeitsansammlung, Hitzewallungen, Scheidentrockenheit oder Stimmungsschwankungen.

Hier werden wir die verschiedenen Arten von Hormontherapeutika gegen Endometriumkrebs sowie deren Vorteile und Risiken besprechen.

Gestagene

Die primäre Hormontherapie bei Endometriumkrebs verwendet Progesteron oder ähnliche Medikamente (sogenannte Progestine). Die 2 am häufigsten verwendeten Gestagene sind:

1. Medroxyprogesteronacetat (Provera®), das als Injektion oder als Tablette verabreicht werden kann
2. Megestrolacetat (Megace®), das als Pille oder Flüssigkeit verabreicht wird

Diese Medikamente verlangsamen das Wachstum von Endometriumkrebszellen. Sie haben sich bei der Behandlung von Frauen mit Gebärmutterkrebs, die in der Zukunft schwanger werden möchten, als nützlich erwiesen, und dies ist ein Bereich von Forschungsinteresse.

Die Vorteile der Gestagentherapie bei Endometriumkrebs sind:

- Es kann den Tumor verkleinern oder zum Verschwinden bringen, insbesondere bei Patienten mit Gebärmutterschleimhautkrebs im Frühstadium und niedrigem Schweregrad.

- Es kann die Fruchtbarkeit und die Menstruationsfunktion der Patientin erhalten und ihr ermöglichen, in der Zukunft Kinder zu bekommen.

- Es kann das Risiko eines erneuten Auftretens senken oder das erneute Auftreten verzögern, insbesondere bei Patienten mit Endometriumkarzinom mit geringem Risiko oder im Frühstadium.

Die Risiken einer Gestagentherapie bei Gebärmutterkrebs sind:

- Es kann Nebenwirkungen wie Gewichtszunahme, Flüssigkeitsansammlung, Hitzewallungen, Scheidentrockenheit oder Stimmungsschwankungen verursachen.

- Es kann das Risiko von Blutgerinnseln erhöhen, insbesondere bei Patienten mit anderen Risikofaktoren wie Fettleibigkeit,

Rauchen oder Blutgerinnseln in der Vorgeschichte.

- Es kann das Brustkrebsrisiko erhöhen, insbesondere bei Patientinnen, die Gestagen über einen längeren Zeitraum oder in hohen Dosen einnehmen.

Tamoxifen

Tamoxifen ist ein Antiöstrogen-Medikament, das häufig zur Behandlung von Brustkrebs eingesetzt wird. Es könnte auch zur Behandlung von fortgeschrittenem oder wiederkehrendem Endometriumkrebs eingesetzt werden. Der Wechsel zwischen Progesteron und Tamoxifen ist eine Option, die gut zu wirken scheint und besser verträglich ist als Progesteron allein.

Das Ziel der Tamoxifen-Therapie besteht darin, zu verhindern, dass etwaige Östrogene im Körper der Frau das Wachstum der Krebszellen fördern. Allerdings kann Tamoxifen Östrogen davon abhalten„*füttern*" In den Krebszellen wirkt es in anderen Körperteilen wie ein schwaches Östrogen. Es verursacht keinen Knochenschwund, kann aber Hitzewallungen und Scheidentrockenheit verursachen. Frauen, die Tamoxifen einnehmen, haben außerdem ein höheres Risiko für schwere Blutgerinnsel in den Beinen.

Die Vorteile der Tamoxifen-Therapie bei Gebärmutterkrebs sind:

- Es kann das Wachstum verlangsamen oder den Tumor verkleinern, insbesondere bei Patienten mit fortgeschrittenem oder wiederkehrendem Endometriumkarzinom.
- In Kombination oder abwechselnder Anwendung kann es die Wirksamkeit verbessern oder die Nebenwirkungen einer Gestagentherapie verringern.
- Es kann Knochenschwund verhindern, der bei anderen Hormontherapien oder in den Wechseljahren auftreten kann.

Die Risiken einer Tamoxifen-Therapie bei Gebärmutterkrebs sind:

- Es kann Nebenwirkungen wie Hitzewallungen, Scheidentrockenheit oder Übelkeit verursachen.

- Es kann das Risiko von Blutgerinnseln erhöhen, insbesondere bei Patienten mit anderen Risikofaktoren wie Fettleibigkeit, Rauchen oder Blutgerinnseln in der Vorgeschichte.

- Es kann das Risiko für Gebärmutterkrebs erhöhen, insbesondere bei Patientinnen, die Tamoxifen über einen längeren Zeitraum oder in hohen Dosen anwenden.

Luteinisierendes Hormon-Releasing-Hormon-Agonisten

Luteinisierende Hormon-Releasing-Hormon-Agonisten (LHRH-Agonisten) sind Arzneimittel, die den Östrogenspiegel bei Frauen senken, deren Eierstöcke noch funktionieren. Sie tun dies, indem sie die Gehirnsignale blockieren, die die Eierstöcke auffordern, Östrogen zu produzieren. LHRH-Agonisten werden durch Injektion oder Implantation unter die Haut verabreicht. Sie werden häufig bei Karzinosarkomen eingesetzt, einer seltenen Art von Endometriumkrebs, der sowohl Merkmale eines Karzinoms als auch eines Sarkoms aufweist.

Die Vorteile der LHRH-Agonistentherapie bei Endometriumkrebs sind:

- Es kann den Östrogenspiegel senken, was das Wachstum einiger Arten von Gebärmutterkrebs stimulieren kann.
- Es kann die Heilungschancen verbessern oder ein Wiederauftreten des Krebses verhindern, insbesondere in Kombination mit einer Operation oder Chemotherapie.
- Es kann den Tumor verkleinern oder verschwinden lassen, insbesondere bei Patienten mit Karzinosarkom.

Die Risiken einer LHRH-Agonisten-Therapie bei Endometriumkarzinom sind:

- Es kann Nebenwirkungen wie Hitzewallungen, Scheidentrockenheit, Stimmungsschwankungen oder Osteoporose verursachen.
- Es kann zu vorübergehender oder dauerhafter Unfruchtbarkeit führen, da die Eierstöcke keine Eier und Hormone mehr produzieren.

- Aufgrund niedriger Östrogenspiegel kann es das Risiko für Herzerkrankungen, Diabetes oder Bluthochdruck erhöhen.

Aromatasehemmer

Aromatasehemmer (AIs) sind Medikamente, die den Östrogenspiegel bei Frauen in den Wechseljahren senken. Dies erreichen sie, indem sie das Enzym Aromatase blockieren, das andere Hormone in Östrogen umwandelt. AIs werden oral verabreicht. Sie werden häufig bei Endometriumkrebs eingesetzt, der eine bestimmte genetische Mutation oder einen bestimmten Biomarker aufweist, wie z. B. Mismatch-Repair-Defizienz (dMMR), Mikrosatelliteninstabilität hoch (MSI-H) oder programmierter Todesligand 1 (PD-L1).

Die Vorteile der KI-Therapie bei Endometriumkrebs sind:

- Es kann den Östrogenspiegel senken, der das Wachstum einiger Arten von Gebärmutterkrebs stimulieren kann.
- Es kann das Wachstum verlangsamen oder den Tumor verkleinern, insbesondere bei Patienten mit fortgeschrittenem oder

rezidivierendem Endometriumkarzinom, das eine bestimmte genetische Mutation oder einen bestimmten Biomarker aufweist.

- Es kann weniger oder andere Nebenwirkungen verursachen als andere Hormontherapien wie Gestagene oder Tamoxifen.

Die Risiken der KI-Therapie bei Endometriumkrebs sind:

- Es kann Nebenwirkungen wie Hitzewallungen, Scheidentrockenheit, Gelenkschmerzen oder Osteoporose verursachen.

- Aufgrund des niedrigen Östrogenspiegels kann es das Risiko für Herzerkrankungen, Diabetes oder einen hohen Cholesterinspiegel erhöhen.

- Es kann mit anderen Arzneimitteln wie Antikoagulanzien, Antidepressiva oder Nahrungsergänzungsmitteln interagieren und deren Wirksamkeit oder Sicherheit beeinträchtigen.

Dies sind die wichtigsten Arten der Hormontherapie bei Endometriumkrebs, aber sie sind nicht die einzigen. Andere Arten der Hormontherapie können Gestagen freisetzende Intrauterinpessare (IUPs) umfassen, die bei Endometriumhyperplasie oder frühen Endometriumkrebserkrankungen eingesetzt werden können, oder selektive Östrogenrezeptormodulatoren (SERMs), die die Wirkung von Östrogen auf bestimmte Gewebe blockieren und diese nachahmen können auf andere.

Gezielte Therapie

Bei der gezielten Therapie handelt es sich um eine Behandlungsoption für Endometriumkarzinom, bei der Medikamente eingesetzt werden, um auf bestimmte Veränderungen oder Merkmale der Krebszellen wie Gene, Proteine oder Blutgefäße abzuzielen.

Medikamente zur gezielten Therapie wirken anders als Standard-Chemotherapeutika und haben tendenziell andere und manchmal weniger schwerwiegende Nebenwirkungen. Die gezielte Therapie ist bei der Behandlung von Endometriumkarzinomen noch relativ neu und nur wenige Medikamente sind derzeit zugelassen oder verfügbar. Allerdings werden noch viele weitere Medikamente in klinischen Studien untersucht.

Hier werden wir die verschiedenen Arten gezielter Therapiemedikamente gegen Endometriumkrebs sowie deren Vorteile und Risiken diskutieren.

Angiogenese-Inhibitoren

Angiogeneseinhibitoren blockieren die Bildung neuer Blutgefäße, die den Tumor versorgen. Indem sie die Blutzufuhr unterbrechen, können diese Medikamente das Wachstum und die Ausbreitung des Krebses verlangsamen oder stoppen. Einige der Angiogeneseinhibitoren, die zur Behandlung von Endometriumkrebs eingesetzt werden können, sind:

- **Lenvatinib (Lenvima):** Dieses Medikament ist eine Art Kinasehemmer, das heißt, es blockiert bestimmte Enzyme, sogenannte Kinasen, die am Zellwachstum, der Zellteilung und dem Überleben beteiligt sind. Lenvatinib kann auch auf einige Proteine abzielen, die die Bildung neuer Blutgefäße signalisieren, wie z. B. VEGF und FGF. Lenvatinib ist für die Anwendung zusammen mit dem Immuntherapeutikum Pembrolizumab (Keytruda) bei fortgeschrittenem oder rezidivierendem Endometriumkarzinom zugelassen, bei dem es sich nicht um MSI-H oder dMMR handelt und das mit mindestens einer anderen Therapieart behandelt wurde1. Lenvatinib wird einmal täglich in Kapseln eingenommen. Zu den häufigen Nebenwirkungen zählen Bluthochdruck, Müdigkeit, Durchfall, verminderter Appetit, Gewichtsverlust, Übelkeit, Erbrechen und wunde Stellen im Mund. Weniger häufige, aber schwerwiegendere Nebenwirkungen können schwere Blutungen, Blutgerinnsel, Leberschäden, Nierenschäden, Herzversagen und Löcher im Darm sein.

- **Bevacizumab (Avastin):** Bei diesem Medikament handelt es sich um eine Art monoklonaler Antikörper, das heißt, es handelt sich um eine künstliche Version eines Proteins des Immunsystems, das an ein spezifisches Ziel auf den Krebszellen oder dem umgebenden Gewebe binden kann. Bevacizumab bindet an VEGF, ein Protein, das die Bildung neuer Blutgefäße signalisiert und die Aktivierung seines Rezeptors verhindert. Bevacizumab wird häufig zusammen mit einer Chemotherapie verabreicht, kann aber auch allein bei fortgeschrittenem oder wiederkehrendem Endometriumkarzinom verabreicht werden, das mit mindestens einer anderen Therapieart behandelt wurde2.

Bevacizumab wird alle 2 bis 3 Wochen als Infusion in eine Vene (IV) verabreicht. Zu den häufigen Nebenwirkungen gehören Bluthochdruck, Müdigkeit, Blutungen, eine niedrige Anzahl weißer Blutkörperchen, Kopfschmerzen, wunde Stellen im Mund, Appetitlosigkeit und Durchfall. Zu den seltenen, aber möglicherweise schwerwiegenden Nebenwirkungen gehören Blutgerinnsel, starke Blutungen, langsame Wundheilung, Löcher im Dickdarm und die Bildung abnormaler Verbindungen zwischen Darm und Haut oder Blase.

mTOR-Inhibitoren

mTOR-Inhibitoren sind Medikamente, die ein Protein namens mTOR blockieren, das normalerweise das Wachstum und die Teilung von Zellen unterstützt. Durch die Blockierung von mTOR können diese Medikamente das Wachstum von Endometriumkrebszellen stoppen oder verlangsamen. Einige der mTOR-Inhibitoren, die zur Behandlung von Endometriumkrebs eingesetzt werden können, sind:

- **Everolimus (Afinitor):** Dieses Medikament ist für die Anwendung zusammen mit dem Hormontherapeutikum Letrozol (Femara) bei fortgeschrittenem oder wiederkehrendem Endometriumkarzinom zugelassen, das Hormonrezeptor-positiv und HER2-negativ ist und bereits zuvor mit einer Hormontherapie behandelt wurde. Everolimus wird einmal täglich als Tablette eingenommen. Häufige Nebenwirkungen sind wunde Stellen im Mund, Infektionen, Hautausschlag, Müdigkeit, Durchfall und Appetitlosigkeit. Weniger häufige, aber schwerwiegendere Nebenwirkungen können

Lungenprobleme, Nierenprobleme, Leberprobleme, hoher Blutzucker und niedrige Blutkörperchen sein.

- **Temsirolimus (Torisel):** Dieses Medikament wird häufig bei Karzinosarkomen eingesetzt, einer seltenen Art von Endometriumkrebs, der sowohl Merkmale eines Karzinoms als auch eines Sarkoms aufweist. Es kann allein oder zusammen mit einer Chemotherapie bei fortgeschrittenem oder rezidivierendem Karzinosarkom verabreicht werden, das zuvor mit einer Operation oder Bestrahlung behandelt wurde.

Temsirolimus wird einmal pro Woche als Infusion in eine Vene (IV) verabreicht. Häufige Nebenwirkungen sind Hautausschlag, wunde Stellen im Mund, Übelkeit, Schwäche, Schwellung und hoher Blutzucker. Weniger häufige, aber schwerwiegendere Nebenwirkungen können Lungenprobleme, Nierenprobleme, Leberprobleme, Infektionen und niedrige Blutkörperchen sein.

Aromatasehemmer

Aromatasehemmer sind Medikamente, die den Östrogenspiegel bei Frauen in den Wechseljahren senken. Dies erreichen sie, indem sie ein Enzym namens Aromatase blockieren, das andere Hormone in Östrogen umwandelt. Eine Senkung des Östrogenspiegels kann das Wachstum von Endometriumkrebszellen, deren Wachstum auf Östrogen angewiesen ist, verlangsamen oder stoppen. Einige der Aromatasehemmer, die zur Behandlung von Gebärmutterkrebs eingesetzt werden können, sind:

- **Letrozol (Femara):** Dieses Medikament ist für die Anwendung zusammen mit dem mTOR-Hemmer Everolimus (Afinitor) bei fortgeschrittenem oder wiederkehrendem Endometriumkarzinom zugelassen, das Hormonrezeptor-positiv und HER2-negativ ist und bereits zuvor mit einer Hormontherapie behandelt wurde3. Letrozol wird einmal täglich als Tablette eingenommen. Häufige Nebenwirkungen sind Hitzewallungen, Gelenkschmerzen, Müdigkeit und Übelkeit. Weniger häufige, aber schwerwiegendere Nebenwirkungen können Knochenschwund, hoher Cholesterinspiegel und Herzprobleme sein.

- **Anastrozol (Arimidex):** Dieses Medikament wird häufig bei Gebärmutterkrebs mit einer bestimmten genetischen Mutation oder einem bestimmten Biomarker wie dMMR, MSI-H oder PD-L1 eingesetzt. Es kann allein oder zusammen mit anderen zielgerichteten Therapien oder Immuntherapeutika bei fortgeschrittenem oder wiederkehrendem Endometriumkarzinom verabreicht werden, der zuvor mit anderen Therapiearten behandelt wurde. Anastrozol wird einmal täglich als Tablette eingenommen. Häufige Nebenwirkungen sind Hitzewallungen, Gelenkschmerzen, Müdigkeit und Übelkeit. Weniger häufige, aber schwerwiegendere Nebenwirkungen können Knochenschwund, hoher Cholesterinspiegel und Herzprobleme sein.

Dies sind die wichtigsten Arten gezielter Therapiemedikamente gegen Endometriumkrebs, aber sie sind nicht die einzigen. Andere Arten gezielter Therapie Medikamente können Kinaseinhibitoren, monoklonale Antikörper oder PARP-Inhibitoren sein. Die beste Art der gezielten Therapie für jeden Patienten hängt von seiner Situation und seinen Vorlieben ab.

Immuntherapie

Die Immuntherapie ist eine Behandlungsoption für Endometriumkrebs, bei der Medikamente eingesetzt werden, die dem körpereigenen Immunsystem dabei helfen, Krebszellen zu erkennen und abzutöten. Die Immuntherapie kann bei fortgeschrittenem oder wiederkehrendem Endometriumkarzinom eingesetzt werden, das zuvor mit anderen Therapiearten behandelt wurde, oder bei Endometriumkarzinom, das bestimmte genetische Veränderungen oder Biomarker aufweist, die die Wahrscheinlichkeit erhöhen, dass es auf eine Immuntherapie anspricht.

Eine Immuntherapie kann Nebenwirkungen wie Müdigkeit, Hautausschlag, Fieber oder Durchfall verursachen. Hier werden wir die verschiedenen Arten von Immuntherapeutika gegen

Endometriumkrebs und ihre Vorteile und Risiken diskutieren.

Immun-Checkpoint-Inhibitoren

Immun-Checkpoint-Inhibitoren sind Medikamente, die auf Proteine in Immunzellen oder Krebszellen abzielen, die normalerweise als Bremsen oder Schalter zur Regulierung der Immunantwort fungieren. Durch die Blockierung dieser Proteine können diese Medikamente die Immunantwort gegen Krebszellen verstärken. Einige der Immun-Checkpoint-Inhibitoren, die zur Behandlung von Endometriumkrebs eingesetzt werden können, sind:

- **Pembrolizumab (Keytruda):** Dieses Medikament zielt auf PD-1 ab, ein Protein auf Immunzellen, sogenannten T-Zellen, das normalerweise dabei hilft, diese davon abzuhalten, andere Zellen im Körper anzugreifen. Durch die Blockierung von PD-1 kann Pembrolizumab T-Zellen dabei helfen, Krebszellen zu erkennen und abzutöten. Pembrolizumab kann allein oder zusammen mit dem zielgerichteten Medikament

Lenvatinib (Lenvima) bei fortgeschrittenem oder wiederkehrendem Endometriumkarzinom eingesetzt werden, das zuvor mit mindestens einer anderen Therapieart behandelt wurde. Pembrolizumab kann auch bei Endometriumkarzinomen eingesetzt werden, die ein hohes Maß an Mikrosatelliteninstabilität (MSI-H), einen Defekt in einem Mismatch-Repair-Gen (dMMR), eine hohe Tumormutationslast (TMB-H) oder eine hohe PD-Expression aufweisen -L1, das sind Biomarker, die auf eine höhere Wahrscheinlichkeit eines Ansprechens auf eine Immuntherapie hinweisen. Pembrolizumab wird als intravenöse (IV) Infusion verabreicht, typischerweise alle 3 oder 6 Wochen. Häufige Nebenwirkungen sind Müdigkeit, Hautausschlag, Juckreiz, Übelkeit, Durchfall und Husten. Weniger häufige, aber schwerwiegendere Nebenwirkungen können schwere Entzündungen der Lunge, der Leber, der Nieren, des Darms, der Haut oder anderer

Organe sein, die lebensbedrohlich sein können.

- **Dostarlimab (Jemperli):** Dieses Medikament zielt ebenfalls auf PD-1 ab und wirkt auf ähnliche Weise wie Pembrolizumab. Dostarlimab kann allein oder zusammen mit einer Chemotherapie bei fortgeschrittenem oder wiederkehrendem Endometriumkarzinom angewendet werden, das zuvor mit mindestens einer anderen Therapieart behandelt wurde. Dostarlimab kann auch bei Gebärmutterkrebs eingesetzt werden, der einen Defekt in einem Mismatch-Repair-Gen (dMMR) oder ein hohes Maß an Mikrosatelliteninstabilität (MSI-H) aufweist.

Dabei handelt es sich um Biomarker, die auf eine höhere Wahrscheinlichkeit eines Ansprechens auf eine Immuntherapie hinweisen. Dostarlimab wird als intravenöse (IV) Infusion verabreicht, typischerweise zunächst alle 3 Wochen und dann alle 6 Wochen. Häufige Nebenwirkungen sind Müdigkeit, Übelkeit, Durchfall,

Hautausschlag und Juckreiz. Weniger häufige, aber schwerwiegendere Nebenwirkungen können schwere Entzündungen der Lunge, der Leber, der Nieren, des Darms, der Haut oder anderer Organe sein, die lebensbedrohlich sein können.

Die Vorteile der Immuntherapie bei Endometriumkrebs sind:

- Es kann den Tumor verkleinern oder verschwinden lassen, insbesondere bei Patientinnen mit Endometriumkarzinom, die bestimmte genetische Veränderungen oder Biomarker aufweisen, die die Wahrscheinlichkeit erhöhen, dass sie auf eine Immuntherapie ansprechen.
- Es kann das Risiko eines Wiederauftretens senken oder das Wiederauftreten verzögern, insbesondere bei Patienten mit fortgeschrittenem oder wiederkehrendem Endometriumkarzinom, die zuvor mit anderen Therapiearten behandelt wurden.

- Es kann die Überlebenschancen verbessern oder die Überlebenszeit verlängern, indem es das Wachstum und die Ausbreitung des Krebses verlangsamt.
- Sie kann weniger oder andere Nebenwirkungen hervorrufen als andere Therapieformen, etwa eine Chemotherapie oder eine Hormontherapie.

Die Risiken einer Immuntherapie bei Endometriumkrebs sind:

- Es kann zu Nebenwirkungen wie Müdigkeit, Hautausschlag, Fieber oder Durchfall kommen, die die Lebensqualität des Patienten beeinträchtigen.
- Es kann zu Komplikationen wie schweren Entzündungen der Lunge, der Leber, der Nieren, des Darms, der Haut oder anderer Organe kommen, die lebensbedrohlich sein können und sofortige ärztliche Hilfe erfordern.
- Es kann mit anderen Arzneimitteln wie Steroiden, Antibiotika oder Impfstoffen

interagieren und deren Wirksamkeit oder Sicherheit beeinträchtigen.

- Es kann teuer sein und möglicherweise decken nicht alle Versicherungspläne die Kosten einer Immuntherapie.

Klinische Versuche

Klinische Studien sind Forschungsstudien, die neue Behandlungen oder Verfahren für Endometriumkrebs testen. Klinische Studien können Patienten den Zugang zu modernsten Therapien ermöglichen, die anderswo nicht allgemein verfügbar sind, und zur Weiterentwicklung des medizinischen Wissens und der medizinischen Praxis beitragen. Allerdings bergen klinische Studien auch Risiken und Einschränkungen, wie etwa mögliche Nebenwirkungen, unbekannte Ergebnisse, Zulassungskriterien sowie zusätzliche Kosten oder Zeitaufwand.

Hier werden wir die verschiedenen Arten klinischer Studien für Endometriumkrebs und ihre Vorteile und Risiken diskutieren.

Arten klinischer Studien

Je nach Zweck und Phase gibt es verschiedene Arten klinischer Studien zum Endometriumkarzinom, z. B. Prävention, Diagnose und Behandlung.

- **Behandlungsversuche:** In diesen Studien werden neue Medikamente, Medikamentenkombinationen oder neue Verabreichungswege getestet, beispielsweise oral, intravenös oder intraperitoneal. Sie testen auch neue Therapieformen wie Chirurgie, Bestrahlung, Hormontherapie, gezielte Therapie, Immuntherapie oder Gentherapie. Ziel von Behandlungsstudien ist es, herauszufinden, ob eine neue Behandlung sicher und wirksam ist und wie sie im Vergleich zur Standardbehandlung abschneidet.

- **Präventionsversuche:** In diesen Studien werden neue Möglichkeiten zur Vorbeugung von Endometriumkrebs getestet, beispielsweise Impfstoffe, Medikamente, Nahrungsergänzungsmittel oder Änderungen des Lebensstils. Ziel von Präventionsstudien ist es herauszufinden, ob eine neue

Intervention das Risiko für die Entwicklung von Endometriumkrebs senken oder dessen Ausbruch bei Menschen verzögern kann, die noch nie an dieser Krankheit erkrankt waren.

- **Screening-Versuche:** In diesen Studien werden neue Methoden zur Erkennung von Endometriumkrebs getestet, beispielsweise Bluttests, bildgebende Tests oder Gentests. Mit Screening-Studien soll herausgefunden werden, ob ein neuer Test Endometriumkrebs frühzeitig erkennen kann, wenn die Wahrscheinlichkeit einer Heilung größer ist, oder ob er verhindern kann, dass er in ein fortgeschritteneres Stadium übergeht.

- **Diagnostische Studien:** In diesen Studien werden neue Methoden zur Diagnose von Endometriumkrebs getestet, beispielsweise Biomarker, molekulare Tests oder Gewebeproben. Diagnostische Studien zielen darauf ab, herauszufinden, ob ein neuer Test die Art, das Stadium, den Grad oder den Subtyp des Endometriumkarzinoms genau identifizieren oder dessen Reaktion auf die Behandlung oder Prognose vorhersagen kann.

- **Unterstützende Pflegeversuche:** In diesen Studien werden neue Wege zur Verbesserung der Lebensqualität von Patientinnen mit Endometriumkarzinom getestet, beispielsweise Schmerzbehandlung, Symptomkontrolle, psychologische Unterstützung oder Palliativpflege. Studien zur unterstützenden Pflege zielen darauf ab, herauszufinden, ob eine neue Intervention die physische, emotionale oder soziale Belastung durch Endometriumkrebs verringern oder das Wohlbefinden der Patienten und ihrer Betreuer verbessern kann.

Klinische Studien werden auch nach ihrer Phase klassifiziert, die den Entwicklungsstand und das Ziel der Studie angibt. Die Phasen klinischer Studien sind:

- **Phase 0:** Hierbei handelt es sich um sehr kleine Studien, in denen ein neues Medikament oder Verfahren zum ersten Mal an wenigen Personen, normalerweise weniger als 15, getestet wird. Ihr Ziel ist es herauszufinden, wie das Medikament oder

Verfahren im Körper wirkt und welche Dosis sicher und wirksam ist. Phase-0-Studien sind selten und messen nicht die Wirksamkeit des Medikaments oder Verfahrens.

- **Phase I:** Hierbei handelt es sich um kleine Studien, in denen ein neues Medikament oder Verfahren an einer kleinen Gruppe von Menschen, normalerweise 15 bis 30, getestet wird, die an Endometriumkrebs oder anderen Krebsarten leiden. Ihr Ziel ist es herauszufinden, wie das Medikament oder Verfahren am besten verabreicht wird, wie hoch die höchste Dosis ist, die sicher verabreicht werden kann, und welche Nebenwirkungen auftreten können. Phase-I-Studien dienen nicht dazu, die Wirksamkeit des Medikaments oder Verfahrens zu messen. Einige können jedoch erste Anzeichen eines Nutzens zeigen.

- **Phase II:** Hierbei handelt es sich um größere Studien, in denen ein neues Medikament oder Verfahren an einer größeren Gruppe von Menschen getestet wird, in der Regel 100 bis 300, die an Endometriumkrebs oder einer bestimmten Unterart von Endometriumkrebs leiden. Ihr Ziel ist es herauszufinden, ob das Medikament oder Verfahren bei Endometriumkrebs wirkt und welche Dosis und welcher Zeitplan optimal sind. Phase-II-Studien überwachen auch die Sicherheit und Nebenwirkungen des Medikaments oder Verfahrens. In einigen Phase-II-Studien wird das neue Medikament oder Verfahren möglicherweise mit dem Standard oder einem Placebo (einer Scheinbehandlung) verglichen.

- **Phase III:** Hierbei handelt es sich um große Studien, in denen ein neues Medikament oder Verfahren an einer sehr großen Gruppe von Menschen getestet wird, in der Regel mehrere Hundert bis Tausende, die an Gebärmutterschleimhautkrebs oder einer bestimmten Unterart von Gebärmutterkrebs leiden. Ihr Ziel ist es, das neue Medikament oder Verfahren mit der Standardbehandlung oder einem Placebo zu vergleichen und herauszufinden, welches hinsichtlich Sicherheit und Wirksamkeit besser ist. Phase-III-Studien messen auch die Auswirkungen des neuen Medikaments oder

Verfahrens auf die Lebensqualität, das Überleben und das Wiederauftreten von Gebärmutterkrebs. Phase-III-Studien sind in der Regel randomisiert, das heißt, die Teilnehmer werden zufällig dem neuen Medikament oder Verfahren oder der Standardbehandlung oder dem Placebo zugeordnet. Außerdem sind sie in der Regel doppelblind, was bedeutet, dass die Teilnehmer und Forscher am Ende der Studie wissen, wer welche Behandlung erhält. Phase-III-Studien sind die strengste und aussagekräftigste Art klinischer Studien und sind erforderlich, bevor ein neues Medikament oder Verfahren für die allgemeine Verwendung zugelassen werden kann.

- **Phase IV:** Bei diesen Studien wird ein neues Medikament oder Verfahren getestet, nachdem es für den allgemeinen Gebrauch zugelassen wurde und auf dem Markt erhältlich ist. Ihr Ziel ist es, die langfristige Sicherheit und Wirksamkeit des Medikaments oder Verfahrens zu überwachen und neue Nebenwirkungen,

Wechselwirkungen oder Vorteile zu entdecken. Phase-IV-Studien können das neue Medikament oder Verfahren auch mit anderen Behandlungen vergleichen oder neue Anwendungsmöglichkeiten erkunden, beispielsweise unterschiedliche Dosierungen, Zeitpläne oder Kombinationen.

Die Vorteile klinischer Studien zur Behandlung von Endometriumkrebs sind:

- Sie können Patienten Zugang zu neuen und innovativen Behandlungen oder Verfahren bieten, die anderswo nicht allgemein verfügbar sind und die möglicherweise wirksamer oder weniger toxisch sind als die Standardbehandlung.
- Sie können den Patienten eine qualitativ hochwertige Pflege und eine engmaschige Überwachung durch ein Expertenteam bieten, das strenge Protokolle und Richtlinien befolgt, um die Sicherheit und das Wohlbefinden der Teilnehmer zu gewährleisten.

- Sie können zur Weiterentwicklung des medizinischen Wissens und der medizinischen Praxis beitragen und dazu beitragen, die Ergebnisse und die Lebensqualität zukünftiger Endometriumkrebspatientinnen zu verbessern.

Die Risiken klinischer Studien für Endometriumkarzinom sind:

- Sie können Nebenwirkungen oder Komplikationen verursachen, die unbekannt, unerwartet oder schlimmer als die Standardbehandlung sein können. Einige Nebenwirkungen oder Komplikationen können schwerwiegend oder lebensbedrohlich sein und eine zusätzliche Behandlung oder einen Krankenhausaufenthalt erfordern.
- Sie wirken möglicherweise nur bei einigen Patienten oder nicht so gut wie die Standardbehandlung. Einige Patienten profitieren möglicherweise nicht von der neuen Behandlung oder dem neuen

Verfahren oder es kann zu einem Fortschreiten oder Wiederauftreten der Krankheit kommen.

- Sie können Zulassungskriterien haben, bei denen es sich um die Anforderungen der Patienten für die Teilnahme an der Studie handelt. Zu diesen Kriterien können Alter, Geschlecht, Typ, Stadium, Grad oder Subtyp des Endometriumkarzinoms, frühere Behandlungen, Krankengeschichte oder andere Faktoren gehören. Einige Patienten qualifizieren sich möglicherweise nicht für die Studie oder werden aus verschiedenen Gründen ausgeschlossen.

- Es können zusätzliche Kosten oder Zeitaufwand anfallen, die möglicherweise nicht von der Versicherung gedeckt oder vom Studiensponsor erstattet werden. Zu diesen Kosten oder Verpflichtungen können Reisekosten, Zuzahlungen, Tests, Verfahren oder Besuche gehören, die nicht zur Standardversorgung gehören. Einige Patienten müssen möglicherweise ihre Arbeit aufgeben oder ihren Tagesablauf ändern, um an der Studie teilnehmen zu können.

Klinische Studien zu Endometriumkarzinomen haben je nach Zweck, Phase und Studiendesign unterschiedliche Vorteile und Risiken. Es ist von entscheidender Bedeutung, diese Faktoren mit Ihrem Arzt zu besprechen und Eignung, Behandlung, Ergebnis, Kosten und Lebensqualität zu berücksichtigen.

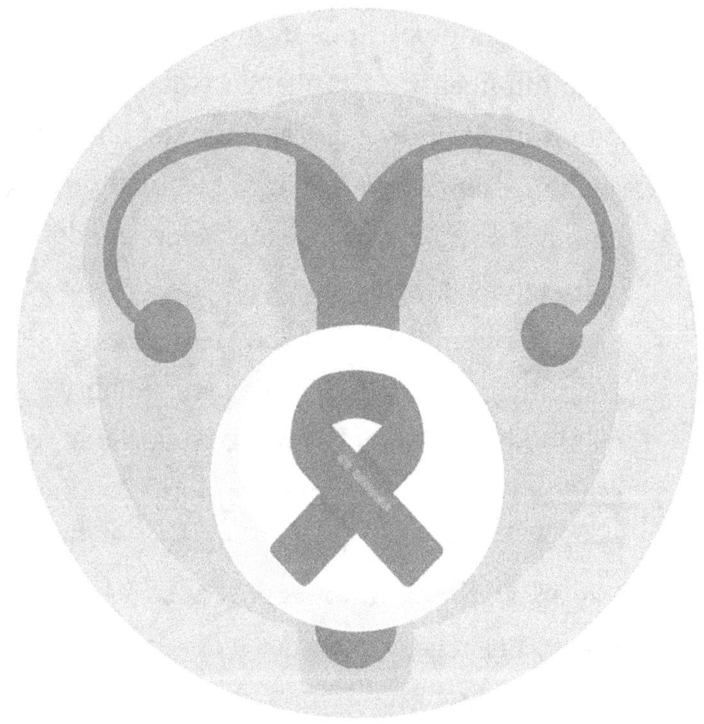

Kapitel 6

Präventionsstrategien

Lebensstiländerungen zur Prävention

Änderungen des Lebensstils zur Vorbeugung von Endometriumkrebs sind Maßnahmen, die Sie ergreifen können, um Ihr Risiko, an dieser Krankheit zu erkranken, zu senken. Einige der Änderungen des Lebensstils, die zur Vorbeugung von Endometriumkrebs beitragen können, sind:

- **Ein gesundes Gewicht halten:** Übergewicht oder Fettleibigkeit können den Östrogenspiegel in Ihrem Körper erhöhen, was das Wachstum von Endometriumkrebszellen stimulieren kann. Abnehmen oder ein gesundes Gewicht halten kann Ihren Östrogenspiegel senken und Ihr Risiko für Gebärmutterkrebs verringern.

- **Körperlich aktiv sein:** Körperliche Aktivität kann Ihnen helfen, Kalorien zu verbrennen, Gewicht zu verlieren und Ihren Östrogenspiegel zu senken. Es kann auch Ihre allgemeine Gesundheit und Ihr Wohlbefinden verbessern. Streben Sie mindestens 150 Minuten körperliche Aktivität mittlerer Intensität oder 75 Minuten intensive körperliche Aktivität pro Woche oder eine Kombination aus beidem an.

- **Einschränkung des Einsatzes einer Hormontherapie:** Eine Hormontherapie wie Östrogen oder Gestagen kann zur Behandlung von Wechseljahrsbeschwerden wie Hitzewallungen, Scheidentrockenheit oder Osteoporose eingesetzt werden. Allerdings kann eine Hormontherapie auch das Risiko für Gebärmutterkrebs erhöhen, insbesondere wenn Sie Östrogen allein oder über einen längeren Zeitraum anwenden. Wenn Sie eine Hormontherapie benötigen, sprechen Sie mit Ihrem Arzt über die Vorteile und Risiken und verwenden Sie die niedrigste

Dosis und die kürzestmögliche Dauer. Sie können auch andere Formen der Hormontherapie in Betracht ziehen, wie z. B. Vaginalcremes, Ringe oder Tabletten, die niedrigere Hormondosen abgeben und möglicherweise eine geringere Wirkung auf die Gebärmutterschleimhaut haben.

- **Verwendung von Antibabypillen:** Antibabypillen, die Östrogen und Gestagen enthalten, können das Risiko für Gebärmutterkrebs senken, indem sie den Eisprung verhindern und die Östrogenbelastung der Gebärmutterschleimhaut verringern. Die Schutzwirkung der Antibabypille hält mehrere Jahre an, nachdem Sie die Pille abgesetzt haben. Allerdings können Antibabypillen auch einige Nebenwirkungen und Risiken haben, wie zum Beispiel Blutgerinnsel, Schlaganfall oder Brustkrebs. Sprechen Sie mit Ihrem Arzt über die beste Verhütungsmethode für Sie.

- **Behandlung von Endometriumproblemen:** Einige Erkrankungen, die das Endometrium betreffen, wie z. B. Endometriumhyperplasie oder Polypen, können das Risiko für Endometriumkrebs erhöhen. Eine angemessene Behandlung dieser Erkrankungen wie Hormone, Operationen oder andere Eingriffe kann verhindern, dass sie sich zu Krebs entwickeln. Wenn bei Ihnen abnormale Vaginalblutungen auftreten, beispielsweise Blutungen nach der Menopause oder zwischen den Perioden, wenden Sie sich umgehend an Ihren Arzt und lassen Sie diese untersuchen.

Regelmäßige Screenings und Früherkennung

Regelmäßige Vorsorgeuntersuchungen und die Früherkennung von Gebärmutterkrebs sind wichtig, um die Überlebens- und Genesungschancen zu verbessern. Es gibt jedoch keinen Standard- oder Routine-Screening-Test für Endometriumkrebs und die meisten Fälle werden aufgrund von Symptomen wie abnormalen Vaginalblutungen in einem frühen Stadium entdeckt. Einige Tests, die zur Erkennung von Endometriumkrebs beitragen können, werden derzeit untersucht, wie zum Beispiel:

- **Pap-Abstrich:** Hierbei handelt es sich um einen Test, bei dem Zellen aus dem Gebärmutterhals entnommen und auf abnormale Veränderungen untersucht werden. Ein Pap-Test kann manchmal Endometriumkrebszellen finden, die sich auf den Gebärmutterhals ausgebreitet haben, er ist jedoch keine zuverlässige Methode zur Früherkennung von Endometriumkrebs.

- **Transvaginaler Ultraschall:** Hierbei handelt es sich um einen Test, bei dem mithilfe von Schallwellen Bilder der Gebärmutter und anderer Beckenorgane erstellt werden. Mit einer transsvaginalen Ultraschall-Untersuchung kann die Dicke des Endometriums gemessen und nach abnormalen Wucherungen gesucht werden. Eine Verdickung der Gebärmutterschleimhaut oder eine Raumforderung kann auf Gebärmutterkrebs hinweisen, kann aber auch durch andere Erkrankungen wie Polypen oder Myome verursacht werden.

- **Endometrium Probenahme:** Dabei handelt es sich um einen Eingriff, bei dem ein kleines Stück Gewebe aus der Gebärmutterschleimhaut entnommen und unter dem Mikroskop untersucht wird. Eine Endometriumprobe kann die Diagnose eines Endometriumkarzinoms bestätigen oder andere Ursachen für abnormale Blutungen ausschließen. Es gibt verschiedene Möglichkeiten, eine Endometrium Probenahme durchzuführen, z. B. Endometriumbiopsie, Dilatation und Kürettage (D&C) oder Hysteroskopie.

Screening-Tests auf Endometriumkarzinom werden nicht für alle Frauen empfohlen, sie können jedoch für Frauen in Betracht gezogen werden, bei denen ein hohes Risiko besteht, an dieser Krankheit zu erkranken, beispielsweise bei Frauen mit:

- Eine familiäre Vorgeschichte von Endometriumkarzinomen, insbesondere wenn sie ein genetisches Syndrom haben, das das Risiko erhöht, wie zum Beispiel das Lynch-Syndrom oder das Cowden-Syndrom.
- Eine persönliche Vorgeschichte von Endometriumhyperplasie, einer Erkrankung,

die dazu führt, dass das Endometrium zu dick wird und abnormal wird.

- Eine Vorgeschichte der Einnahme von Östrogen ohne Gestagen zur Hormontherapie, die das Wachstum des Endometriums stimulieren kann.

Wenn bei Ihnen einer dieser Risikofaktoren vorliegt oder Sie Symptome eines Endometriumkarzinoms haben, wie z. B. abnormale Vaginalblutungen, sprechen Sie mit Ihrem Arzt darüber, ob Sie Screening-Tests auf Endometriumkarzinom benötigen und wie oft Sie diese durchführen lassen sollten. Ihr Arzt wird Sie auch beraten, wie Sie Ihr Risiko für Gebärmutterkrebs senken können.

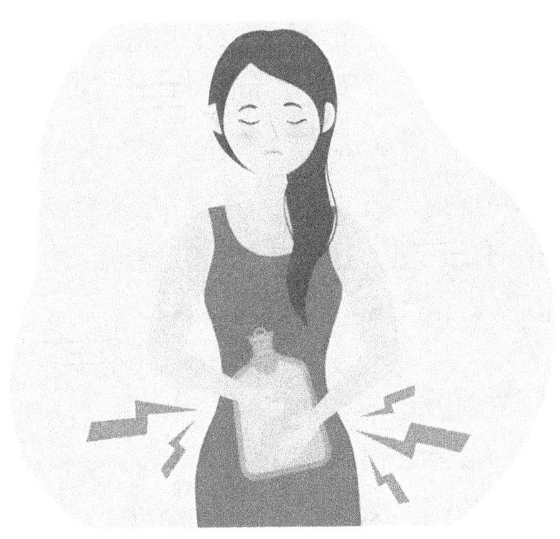

Kapitel 7

Navigieren in der Wiederherstellung

Nach Behandlungspflege

Der Abschluss einer aktiven Behandlung von Endometriumkarzinomen leitet die Genesungsphase ein, aber die Reise ist damit noch nicht zu Ende. Die Nachbehandlung konzentriert sich auf die Bewältigung von Nebenwirkungen, die Überwachung auf Wiederauftreten, die Aufrechterhaltung des Wohlbefindens und den Übergang in die Über Lebensphase.

Ihr Gesundheitsteam stellt Ihnen einen Nachbehandlungsplan zur Verfügung, in dem die erforderlichen Nachsorgetermine, Tests und

Überwachungen aufgeführt sind, um auf ein mögliches Wiederauftreten zu achten. Typischerweise finden Nachuntersuchungen in den ersten 1–2 Jahren häufiger statt und können dann auf jährlich oder basierend auf den Symptomen des Patienten reduziert werden.

Nach einer Krebsbehandlung sind körperliche und emotionale Veränderungen zu erwarten. Besprechen Sie bei Nachuntersuchungen alle anhaltenden oder besorgniserregenden Nebenwirkungen wie Müdigkeit, Herzprobleme, Lymphödeme, Schmerzen, Depressionen, Angstzustände und sexuelle Veränderungen. Ihr Team kann Ihnen helfen, diese Auswirkungen durch Medikamente, Physiotherapie, Beratung und andere Lösungen zu bewältigen, um Ihre Lebensqualität zu verbessern.

Einige Frauen benötigen möglicherweise eine Dilatation und Kürettage, Bestrahlung oder Hormonbehandlungen, wenn der Krebs Östrogenrezeptor-positiv ist. Bei Krebserkrankungen im fortgeschrittenen Stadium kann Ihr Onkologe nach der Erstbehandlung eine Chemotherapie,

Bestrahlung oder eine zusätzliche Operation empfehlen.

Die Aufrechterhaltung eines gesunden Lebensstils und einer gesunden Ernährung kann die Genesung fördern. Essen Sie nahrhafte Vollwertkost, treiben Sie so viel Sport wie möglich, gehen Sie mit Stress um, vermeiden Sie das Rauchen und erreichen oder halten Sie ein gesundes Gewicht. Körperliche Aktivität, auch regelmäßige kurze Spaziergänge, trägt zum Aufbau von Energie und Kraft bei.

Hören Sie auf Ihren Körper und überanstrengen Sie sich nicht. Ruhen Sie sich bei Bedarf aus und steigern Sie die Aktivität schrittweise. Sorgen Sie für ausreichend Schlaf. Treten Sie einer Selbsthilfegruppe bei, um mit anderen Überlebenden in Kontakt zu treten. Drücken Sie Ihre Gefühle aus; Journaling kann helfen. Befolgen Sie die Pflegehinweise genau und halten Sie alle Termine ein.

Informieren Sie Ihr Pflegeteam sofort über Symptome wie Blutungen, Gewichtsverlust oder anhaltende Schmerzen, damit ein mögliches Wiederauftreten umgehend beurteilt werden kann.

Lokalrezidive oder Fernmetastasen erfordern schnelles Handeln. Zur Überwachung Ihres Zustands werden routinemäßig Überwachungstests durchgeführt.

Die Erholung braucht Zeit, aber die Zukunft bleibt hoffnungsvoll. Mit engagierter Selbstfürsorge, dem Befolgen von Empfehlungen, einer positiven Einstellung und der Teilnahme an allen Nachsorgeuntersuchungen können Sie erfolgreich in die Krebsüberlebensphase vordringen.

Körperliche und emotionale Erholung

Der Umgang mit den körperlichen und emotionalen Veränderungen, die mit der Behandlung von Gebärmutterkrebs einhergehen, ist ein wichtiger Teil des Genesungsprozesses. Das Verständnis allgemeiner Herausforderungen und Abhilfemaßnahmen kann den Übergang erleichtern.

Körperlich gesehen ist Müdigkeit eine der hartnäckigsten Nebenwirkungen der Überlebenden. Die Behandlung belastet den Körper, so dass oft auch nach der Behandlung noch erhebliche Erschöpfungszustände bestehen bleiben. Die allmähliche Wiederaufnahme körperlicher Betätigung wie Spazierengehen hilft, Müdigkeit entgegenzuwirken, ebenso wie die Aufrechterhaltung einer guten Ernährung. Auch ausreichend erholsamer Schlaf und Nickerchen können Müdigkeit lindern.

Die Schmerzen können anhalten, insbesondere wenn Bestrahlung Teil des Behandlungsprotokolls ist. Erkundigen Sie sich nach Optionen für Schmerzmedikamente und nicht-medikamentösen Therapien wie Akupunktur, Massage oder Physiotherapie, um Linderung zu finden. Sanftes Dehnen kann auch Muskelverspannungen lindern. Tragen Sie Eis oder Hitze auf die schmerzenden Stellen auf.

Auch Veränderungen der Harn- oder Stuhlgewohnheiten kommen nach einer Bestrahlungsbehandlung häufig vor. Halten Sie ausreichend Flüssigkeit zu sich und besprechen Sie alle anhaltenden oder besorgniserregenden Blasen- oder Darmprobleme mit Ihrem Pflegeteam, um Lösungen zu finden. Einige Ernährungsumstellungen, Ballaststoffzusätze oder

Medikamente können zur Regulierung der Funktionen beitragen. Auch bei bestimmten Harnwegsbeschwerden kann eine Beckenbodentherapie hilfreich sein.

Achten Sie während der Genesung auf den Ernährungsbedarf, da Behandlungseffekte und hormonelle Veränderungen den Appetit und die Essgewohnheiten beeinflussen können. Arbeiten Sie mit einem Ernährungsberater zusammen, um einen gesunden Ernährungsplan zu entwickeln, wenn Sie mit Gewichtsveränderungen zu kämpfen haben. Manche finden, dass kleinere, häufige Mahlzeiten leichter zu ertragen sind als drei große Mahlzeiten täglich.

Emotional gesehen treten in der Anpassungsphase nach der Behandlung häufig Ängste und Depressionen auf. Möglicherweise befürchten Sie, dass der Krebs wiederkehrt, oder Sie haben nach der Operation mit Veränderungen im Körperbild zu kämpfen. Der Beitritt zu einer Selbsthilfegruppe, um mit anderen Überlebenden in Kontakt zu treten, gibt Sicherheit. Erwägen Sie eine Beratung bei Stimmungsstörungen oder anhaltenden Traumata.

In manchen Fällen können auch Antidepressiva helfen.

Kommunizieren Sie offen mit Ihren Lieben darüber, was Sie fühlen und erleben. Intimität und sexuelle Herausforderungen können Beziehungen belasten. Besprechen Sie sie daher regelmäßig mit Ihrem Partner. Verschiedene medizinische Eingriffe können bei Bedarf die sexuelle Funktion verbessern.

Während des Erholungs- und Anpassungsprozesses müssen Sie mit Höhen und Tiefen rechnen. Die Erfahrung jedes Menschen ist einzigartig. Nehmen Sie sich ausreichend Zeit, nutzen Sie die verfügbaren Ressourcen zur Unterstützung und wissen Sie, dass Hoffnung vor Ihnen liegt. Wenn Sie sich für Ihr körperliches und emotionales Wohlbefinden einsetzen, können Sie nach einer Gebärmutterkrebserkrankung erfolgreich sein.

Unterstützungssysteme und Ressourcen

Unterstützungssysteme und Ressourcen sind für Frauen, die sich von Endometriumkrebs erholen und behandeln, von entscheidender Bedeutung. Unterstützungssysteme und -ressourcen können emotionale, praktische und informative Unterstützung sowie ein Gefühl der Zugehörigkeit und Ermächtigung bieten. Zu den Unterstützungssystemen und -ressourcen können gehören:

- **Familie und Freunde:** Familie und Freunde sind oft die wichtigsten Quellen der Unterstützung für Frauen, die an Endometriumkrebs und dessen Behandlung erkrankt sind. Sie können Ihnen Liebe, Trost, Ermutigung und Hilfe bei Ihren täglichen Bedürfnissen bieten, z. B. beim Transport, bei der Hausarbeit oder bei der Kinderbetreuung. Allerdings können auch Familie und Freunde Gefühle, Sorgen oder Erwartungen haben, die sich auf Ihre Beziehung zu ihnen auswirken können. Sie sollten mit Ihrer Familie und Ihren Freunden offen und ehrlich über Ihre Gefühle, Bedürfnisse und Grenzen sprechen. Sie sollten auch ihre Bemühungen wertschätzen und ihre Grenzen anerkennen. Wenn Sie Konflikte oder Schwierigkeiten mit Ihrer Familie oder Freunden haben, die Ihre

Genesung beeinträchtigen, sollten Sie professionelle Hilfe in Anspruch nehmen.

- **Gesundheitsteam:** Ihr Gesundheitsteamumfaßt Ärzte, Krankenschwestern und andere Fachkräfte, die an Ihrer Diagnose, Behandlung und Nachsorge für Endometriumkarzinom beteiligt sind. Sie können medizinische Informationen, Beratung, Unterstützung und Überweisungen an andere Spezialisten oder Dienste bereitstellen, die Sie möglicherweise benötigen. Sie sollten eine gute Beziehung zu Ihrem Gesundheitsteam pflegen, indem Sie Fragen stellen, Ihre Bedenken äußern und deren Empfehlungen befolgen. Sie sollten sie auch über Ihren Gesundheitszustand, Ihre Symptome und Nebenwirkungen informieren. Sie sollten sich an Ihr medizinisches Team wenden, wenn Sie Probleme oder Veränderungen in Ihrem Zustand haben, die deren Aufmerksamkeit erfordern.
- **Selbsthilfegruppen:** Selbsthilfegruppen sind Zusammenkünfte von Menschen, die ähnliche Erfahrungen oder Herausforderungen im Zusammenhang mit

Endometriumkrebs oder seiner Behandlung teilen. Sie können emotionale Unterstützung, praktische Ratschläge, Bewältigungsstrategien sowie ein Gemeinschafts- und Solidaritätsgefühl bieten. Fachkräfte wie Sozialarbeiter oder Berater oder Gleichaltrige wie Überlebende oder Betreuer können Selbsthilfegruppen leiten. Selbsthilfegruppen können persönlich, online oder telefonisch abgehalten werden. Selbsthilfegruppen finden Sie bei Ihrem Gesundheitsteam, im örtlichen Krankenhaus, im Gemeindezentrum oder auf Online-Plattformen wie der Endometrial Cancer Foundation oder SHARE Cancer Support.

- **Beratung und Therapie:** Beratung und Therapie sind professionelle Dienstleistungen, die Ihnen helfen können, mit den emotionalen und psychologischen Aspekten von Endometriumkrebs und seiner Behandlung umzugehen. Sie können Ihnen helfen, mit Stress, Ängsten, Depressionen, Ängsten, Wut, Schuldgefühlen, Trauer oder anderen Emotionen umzugehen, die Ihre

Genesung beeinträchtigen können. Sie können Ihnen auch dabei helfen, Ihr Selbstwertgefühl, Ihr Selbstvertrauen und Ihre Belastbarkeit sowie Ihre Beziehungen, Sexualität und Fruchtbarkeit zu verbessern. Beratung und Therapie können von Psychologen, Psychiatern, Sozialarbeitern oder Beratern durchgeführt werden. Sie können einzeln, als Paar, als Familie oder als Gruppe durchgeführt werden. Beratung und Therapie finden Sie bei Ihrem Gesundheitsteam, Ihrer Versicherungsgesellschaft, Ihrem Arbeitgeber oder auf Online-Plattformen wie **Memorial Sloan Kettering Beratungszentrum** oder **Krebsversorgung.**

- **Bildung und Information:** Aufklärung und Information sind für Frauen, die sich von einem Endometriumkarzinom erholen, und dessen Behandlung von entscheidender Bedeutung. Sie können Ihnen helfen, Ihre Diagnose, Behandlung und Nachsorge sowie die möglichen Komplikationen und Langzeitfolgen von Gebärmutterkrebs und seiner Behandlung zu verstehen. Sie können

Ihnen auch dabei helfen, fundierte Entscheidungen zu treffen, Erwartungen zu verwalten und für die Zukunft zu planen.Ihr Gesundheitsteam, Ihre örtliche Bibliothek, Ihr Gemeindezentrum oder Online-Plattformen wie das **Amerikanische Krebs Gesellschaft** oder **Nationales Krebs Institut**, kann Aufklärung und Information anbieten.

- **Interessenvertretung und Forschung:** Interessenvertretung und Forschung sind wichtig für Frauen, die sich von einem Endometriumkarzinom erholen, und für dessen Behandlung. Sie können Ihnen dabei helfen, das Bewusstsein zu schärfen, die Politik zu beeinflussen und die Ergebnisse für Endometriumkrebs und seine Behandlung zu verbessern. Sie können Ihnen auch dabei helfen, zur Wissenserweiterung, Prävention und Heilung von Endometriumkrebs und seiner Behandlung beizutragen. Interessenvertretung und Forschung können durch den Beitritt oder die Unterstützung von Organisationen, Kampagnen oder Studien zu Endometriumkrebs und seiner Behandlung erfolgen, wie z **Endometriumkrebs-Aktionsnetzwerk für Afroamerikaner** oder **Gruppe für gynäkologische Onkologie**.

Zu den Unterstützungssystemen und -ressourcen können Familie, Freunde, das Gesundheitsteam, Selbsthilfegruppen, Beratung und Therapie, Bildung und Information sowie Interessenvertretung und Forschung gehören. Sie sollten die Unterstützungssysteme und Ressourcen suchen und nutzen, die Ihren Bedürfnissen, Vorlieben und Zielen entsprechen. Sie sollten auch offen für neue oder andere Unterstützungsquellen und Ressourcen sein, die Ihrer Genesung zugute kommen können. Denken Sie daran, dass Sie auf dieser Reise nicht allein sind und dass es viele Menschen und Organisationen gibt, die Ihnen bei der Genesung und dem Erfolg helfen können.

Kapitel 8

Leben mit
Endometriumkarzinom

Umgang mit Nebenwirkungen und Symptomen

Das Leben mit Endometriumkarzinom erfordert häufig den Umgang mit Nebenwirkungen der Behandlung und anhaltenden Symptomen. Die enge Zusammenarbeit mit Ihren Gesundheitsdienstleistern zur Bewältigung der Auswirkungen durch verschiedene Interventionen kann dazu beitragen, Ihre Lebensqualität zu erhalten.

- **Ermüdung:** Diese äußerst häufige Nebenwirkung kann noch lange nach Behandlungsende bestehen bleiben. Regelmäßige Bewegung mit geringer bis mittlerer Intensität, Yoga, gute Schlafgewohnheiten, Ernährung und Stressbewältigung helfen, Müdigkeit entgegenzuwirken. Schließen Sie andere Ursachen wie Anämie oder Schilddrüsenfunktionsstörung aus.

- **Schmerz:** Wenn Schmerzen wie Rücken- oder Gelenkschmerzen anhalten, können rezeptfreie oder verschreibungspflichtige Medikamente Linderung verschaffen. Physiotherapie, Massage, Akupunktur, Wärme-/Kältetherapie und Achtsamkeitsübungen können Beschwerden minimieren.

- **Darm- und Blase Veränderungen:** Bei Bedarf helfen Ernährungsumstellungen, Ballaststoffzusätze, Probiotika, Beckenbodentherapie, zeitgesteuerte Entleerungspläne, Schutzpolster und Antibiotika bei behandlungsbedingten Harn-

und Darmproblemen. Verfolgen und kommunizieren Sie Symptome.

- **Sexuelle Herausforderungen:** Häufig treten vaginale Trockenheit, erektile Dysfunktion, vermindertes Verlangen, Unwohlsein oder Schwierigkeiten beim Erreichen eines Orgasmus auf. Verwenden Sie Gleitmittel, kommunizieren Sie Bedürfnisse, probieren Sie Positionierungshilfen, Massagen, sinnliche Aktivitäten und Therapien wie lokalisiertes Östrogen oder nervenschonende Operationen aus.

- **Emotionalen Stress:** Angstzustände, Depressionen, Stress und Furcht belasten Krebspatienten häufig. Selbsthilfegruppen, Beratung, Psychotherapie, Meditation, Tagebuchführung und gegebenenfalls Medikamente können dabei helfen, emotionale Hindernisse zu überwinden.

- **Wahrnehmungsänderungen:** Strahlung kann Gedächtnis, Konzentration, Multitasking und Verarbeitungsgeschwindigkeit beeinträchtigen. Kompensatorische Techniken, kognitive Rehabilitation,

Puzzlespiele und die Bereitstellung schriftlicher Anweisungen unterstützen das „Chemo-Gehirn".

- **Ernährungsprobleme:** Arbeiten Sie mit einem Ernährungsberater zusammen, um Ernährung und Gewicht zu optimieren. Behandeln Sie Symptome wie Geschmacksveränderungen, Übelkeit, Darmprobleme und Müdigkeit durch Ernährungsstrategien. Flüssigkeitszufuhr ist ebenfalls wichtig.

Die kontinuierliche Kommunikation mit Ihrem Pflegeteam ist von entscheidender Bedeutung für die maßgeschneiderte Symptommanagementansätze für die Behandlung, Genesung, Überlebenszeit und darüber hinaus. Es entstehen ständig neue Therapien. Sprechen Sie daher über anhaltende oder besorgniserregende Auswirkungen.

Umgang mit den emotionalen Auswirkungen

Mit der körperlichen Belastung durch Endometriumkrebs gehen oft erhebliche emotionale Auswirkungen einher. Angst, Depression, Wut, Trauer, Furcht und Trauma sind häufige

Reaktionen. Der Aufbau von Bewältigungsstrategien hilft, die emotionalen Folgen zu bewältigen.

Die Suche nach Unterstützung für die psychische Gesundheit ist von entscheidender Bedeutung. Treffen Sie sich regelmäßig mit einem Berater oder Therapeuten, um Emotionen in einem urteilsfreien Raum zu verarbeiten. Kognitive Verhaltenstherapie und achtsamkeitsbasierte Ansätze können Ängste und depressive Denkmuster lindern.

Es ist wichtig, sich vertrauenswürdigen Freunden und Familienmitgliedern anzuvertrauen, die zuhören, ohne zu versuchen, Ihre Gefühle zu schmälern. Seien Sie vorsichtig bei der Auswahl, wen Sie unterstützen möchten, da nicht jeder emotional für die Rolle gerüstet ist.

Treten Sie einer Selbsthilfegruppe vor Ort oder online bei, um sich mit anderen auszutauschen, die ähnliche Probleme haben. Auch Gruppen, die sich auf Kunsttherapie, Yoga oder andere Aktivitäten konzentrieren, vereinen Überlebende. Zu wissen, dass man nicht allein ist, ist beruhigend.

Erwägen Sie die Einnahme von Antidepressiva, wenn Ihr Arzt dies empfiehlt. Bestimmte Medikamente helfen bei der Behandlung von Depressionen, Angstzuständen, Schlafstörungen und Nervenschmerzen, die häufig mit Krebs einhergehen.

Fördern Sie eine offene Kommunikation mit Ihrem Behandlungsteam. Seien Sie ehrlich über Ihre emotionalen Probleme, damit sie Sie mit Ressourcen verbinden können. Einige Krebszentren beschäftigen Psychologen.

Nehmen Sie sich Zeit für die Selbstpflege durch entspannende Aktivitäten wie Lesen, Zeit im Freien verbringen, Musik hören, ein warmes Bad genießen oder sich eine Massage gönnen. Tun Sie die Dinge ausschließlich für Sie.

Behalten Sie den Überblick durch positive Selbstgespräche, Affirmationen, das Betrachten erhebender Bilder, das Lesen inspirierender Zitate oder das Erstellen eines Dankbarkeitstagebuchs. Schädlichen Gedankenmustern entgegenwirken.

Drücken Sie sich kreativ durch Kunst, Schreiben, Musik oder andere Möglichkeiten aus. Schaffen hilft Ihnen, Emotionen konstruktiv anzusprechen und freizusetzen.

Lernen Sie Entspannungstechniken wie tiefes Atmen, Visualisierung, Meditation und progressive Muskelentspannung, um Ängste zu lindern. Apps bieten geführte Meditationen an.

Die Stärkung der emotionalen Belastbarkeit erfordert Arbeit, aber die Nutzung verfügbarer Ressourcen macht den Prozess leichter zu bewältigen. Mit der Zeit und Bewältigungsfähigkeiten kann die Hoffnung siegen.

Aktiv und gesund bleiben

Aktiv und gesund zu bleiben ist ein wesentlicher Bestandteil des Lebens mit Endometriumkrebs. Körperliche Aktivität und eine gesunde Ernährung können Ihnen helfen, Ihre Genesung zu verbessern, das Risiko eines erneuten Auftretens oder neuer Krebserkrankungen zu verringern und Ihre Lebensqualität und Ihr Wohlbefinden zu verbessern.

Zu den Vorteilen, aktiv und gesund zu bleiben, gehören:

- Verbesserung Ihrer körperlichen Fitness, Kraft und Flexibilität;
- Stärkung Ihres Immunsystems und Verringerung von Entzündungen;
- Ausgleich Ihrer Hormone und Verringerung der Wechseljahrsbeschwerden;
- Kontrollieren Sie Ihr Gewicht und verhindern Sie durch Fettleibigkeit bedingte Krankheiten;
- Linderung von Stress, Ängsten und Depressionen;
- Steigern Sie Ihre Energie, Stimmung und Ihr Selbstvertrauen.

Einige der Strategien, die Ihnen helfen können, aktiv und gesund zu bleiben, sind:

- Befolgen Sie die Richtlinien für körperliche Aktivität für Krebsüberlebende. Die American Cancer Society empfiehlt Krebsüberlebenden:
  - Bauen Sie jede Woche bis zu 150–300 Minuten mäßige (oder 75–150 Minuten intensive) Aktivität auf.

Machen Sie mehrmals pro Woche mindestens 10 Minuten lang Sport. Bauen Sie an mindestens zwei Tagen pro Woche Krafttrainingsübungen ein. Machen Sie mindestens zwei Tage pro Woche Dehnübungen.

○ Wählen Sie Aktivitäten, die Ihnen Spaß machen und die Ihren Fähigkeiten und Vorlieben entsprechen. Sie können Spazierengehen, Joggen, Radfahren, Schwimmen, Tanzen oder Gartenarbeit ausprobieren. Sie können auch einem Fitnesskurs, einer Sportmannschaft oder einer Wandergruppe beitreten.

○ Beginnen Sie langsam und steigern Sie nach und nach die Intensität und Dauer Ihres Trainings. Hören Sie auf Ihren Körper und passen Sie Tempo und Frequenz an Ihr Energieniveau, Ihre Symptome und Nebenwirkungen an. Ruhen Sie sich aus, wenn Sie es brauchen, und vermeiden Sie Überanstrengung.

○ Sprechen Sie mit Ihrem Arzt, bevor Sie mit dem Training beginnen oder es ändern. Ihr Arzt kann Ihnen dabei helfen, realistische und sichere Ziele festzulegen und Sie über mögliche Vorsichtsmaßnahmen oder Einschränkungen zu beraten. Möglicherweise profitieren Sie auch von der Zusammenarbeit mit einem Physiotherapeuten, einem Sportphysiologen oder einem Personal Trainer mit Erfahrung als Krebspatient.

- Befolgen Sie eine gesunde Ernährung, die viel Obst, Gemüse und Vollkornprodukte umfasst, und beschränken oder vermeiden Sie rotes und verarbeitetes Fleisch, zuckerhaltige Getränke und stark verarbeitete Lebensmittel. Die American Cancer Society empfiehlt Krebs Überlebenden:

  o Essen Sie täglich mindestens 2 ½ Tassen Gemüse und Obst. Wählen Sie verschiedene Farben und Sorten, um eine Reihe von Nährstoffen und Antioxidantien zu erhalten. Dazu gehören dunkelgrünes, Blatt- und

Kreuzblütler Gemüse wie Brokkoli, Grünkohl, Kohl und Blumenkohl. Begrenzen Sie den Verzehr von stärkehaltigem Gemüse wie Kartoffeln, Mais und Erbsen.

○ Wählen Sie Vollkorn anstelle von raffiniertem Getreide. Vollkornprodukte enthalten mehr Ballaststoffe, Vitamine, Mineralien und sekundäre Pflanzenstoffe als raffiniertes Getreide. Versuchen Sie, täglich mindestens drei Portionen Vollkornprodukte zu sich zu nehmen, beispielsweise Vollkornbrot, brauner Reis, Hafer, Quinoa oder Gerste.

○ Begrenzen Sie den Verzehr von rotem Fleisch und verarbeitetem Fleisch. Zu den roten Fleischsorten zählen Rind, Schwein, Lamm und Ziege. Zu den verarbeiteten Fleischsorten gehören Speck, Schinken, Wurst, Hot Dogs und Wurstwaren. Dieses Fleisch kann Ihr Risiko für Darmkrebs und andere chronische Krankheiten erhöhen. Streben Sie nicht mehr als 18 Unzen gekochtes rotes Fleisch pro Woche an und vermeiden oder beschränken Sie verarbeitetes Fleisch so weit wie möglich.

o Vermeiden oder beschränken Sie zuckerhaltige Getränke und Lebensmittel. Zu den zuckerhaltigen Getränken und Lebensmitteln gehören Erfrischungsgetränke, Fruchtsäfte, Sportgetränke, Energy-Drinks, Kuchen, Kekse, Süßigkeiten und Eiscreme. Diese Lebensmittel können Ihrer Ernährung zusätzliche Kalorien und Zucker hinzufügen und das Risiko für Fettleibigkeit, Diabetes und Herzerkrankungen erhöhen. Wählen Sie Wasser, ungesüßten Tee oder Kaffee als Hauptgetränke und beschränken Sie die Aufnahme von zugesetztem Zucker auf nicht mehr als 10 % Ihrer Gesamtkalorien pro Tag.

o Vermeiden oder beschränken Sie stark verarbeitete Lebensmittel. Zu den stark verarbeiteten Lebensmitteln gehören Chips, Cracker, Brezeln,

Instantnudeln, Tiefkühlgerichte, Dosensuppen und Saucen. Diese Lebensmittel enthalten oft viel Salz, Fett, Zucker und Zusatzstoffe und wenig Nähr- und Ballaststoffe. Sie können Ihr Risiko für Bluthochdruck, hohe Cholesterinwerte und Herzerkrankungen erhöhen. Wählen Sie möglichst frische, ganze oder minimal verarbeitete Lebensmittel und lesen Sie die Nährwertangaben und Zutatenlisten sorgfältig durch.

- Trinken Sie ausreichend Wasser, um hydriert zu bleiben. Wasser ist für die Funktionen Ihres Körpers wie Verdauung, Durchblutung, Temperaturregulierung und Abfallbeseitigung unerlässlich. Wasser kann Ihnen auch dabei helfen, Ihren Appetit zu kontrollieren, Verstopfung vorzubeugen und Giftstoffe auszuspülen. Versuchen Sie, täglich mindestens 8 Gläser Wasser zu trinken, oder mehr, wenn Sie Sport treiben, schwitzen oder Durchfall oder Erbrechen haben. Sie können auch andere Flüssigkeiten wie Kräutertees,

Suppen oder Milch trinken. Vermeiden Sie jedoch koffeinhaltige, alkoholische oder zuckerhaltige Getränke oder beschränken Sie diese, da diese Sie dehydrieren oder Ihrer Ernährung zusätzliche Kalorien hinzufügen können.

- Nehmen Sie Nahrungsergänzungsmittel nur auf Anweisung Ihres Arztes ein. Nahrungsergänzungsmittel umfassen Vitamine, Mineralien, Kräuter oder andere Substanzen, die oral eingenommen werden, um Ihre Ernährung zu ergänzen. Einige Nahrungsergänzungsmittel helfen Ihnen dabei, Ihren Nährstoffbedarf zu decken, insbesondere wenn Sie unter Appetitlosigkeit, Nahrungsmittelallergien oder diätetischen Einschränkungen leiden. Allerdings können einige Nahrungsergänzungsmittel auch mit Ihren Medikamenten interagieren, Ihren Hormonspiegel beeinflussen oder Ihr Risiko für Blutungen oder andere Komplikationen erhöhen. Daher sollten Sie vor der Einnahme von Nahrungsergänzungsmitteln Ihren Arzt konsultieren. Ihr Arzt kann Ihnen dabei helfen, festzustellen, ob Sie Nahrungsergänzungsmittel benötigen und welche Art, Dosis und Dauer angemessen sind.

Die Anpassung an eine „neue Normalität" mit Krebs braucht Zeit. Geduld und Selbstmitgefühl helfen. Selbstfürsorge und gesunde Routinen zu hohen Prioritäten zu machen, trägt dazu bei, ein gutes Leben zu führen.

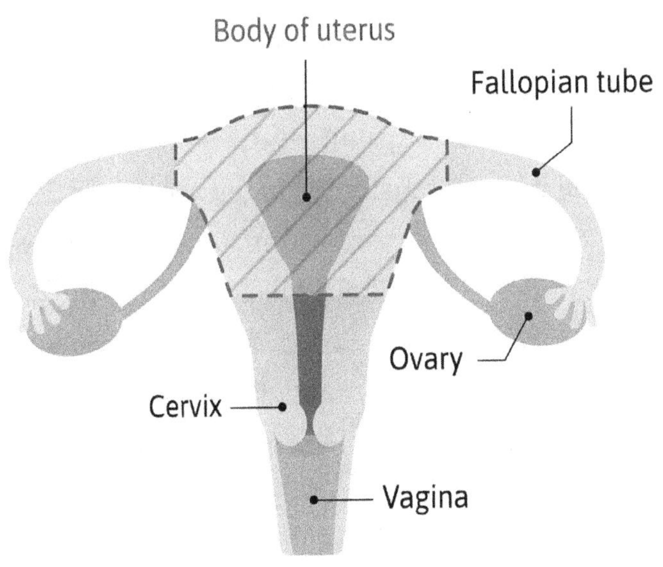

Abschluss

In diesem Buch haben Sie etwas über Endometriumkrebs gelernt, eine Krebsart, die in der Gebärmutterschleimhaut entsteht. Sie kennen jetzt die Ursachen, Risikofaktoren, Symptome, Diagnose, Behandlung und Genesung von Endometriumkrebs. Sie haben auch etwas über die körperlichen und emotionalen Herausforderungen erfahren, mit denen Sie möglicherweise konfrontiert sind, wenn Sie mit Endometriumkrebs leben, und wie Sie damit umgehen können. Sie haben auch etwas über die Unterstützungssysteme und Ressourcen erfahren, die Ihnen und Ihren Lieben zur Verfügung stehen.

Endometriumkarzinom ist die häufigste gynäkologische Krebserkrankung bei Frauen und betrifft etwa eine von 37 Frauen im Laufe ihres Lebens. Endometriumkrebs ist jedoch auch eine der am besten behandelbaren und heilbaren Krebsarten, insbesondere wenn er frühzeitig erkannt wird. Die Überlebensrate bei Endometriumkarzinom ist hoch und viele Frauen leben nach der Behandlung ein langes und gesundes Leben.

Die Zukunft der Behandlung von Endometriumkrebs

Mit fortschreitender Forschung entstehen immer wieder neue Therapien, die die Ergebnisse für Patienten mit Endometriumkarzinom verbessern. In Zukunft dürfte die Behandlung immer individueller und zielgerichteter werden.

Immuntherapien, die das körpereigene Immunsystem gegen Krebszellen stärken, könnten bald die Behandlung revolutionieren, insbesondere bei fortgeschrittenem Endometriumkarzinom. Checkpoint-Inhibitoren, therapeutische Impfstoffe und monoklonale Antikörper gehören zu den aufstrebenden Immuntherapien, die in klinischen Studien untersucht werden.

Auch gezielte Arzneimitteltherapien, die bestimmte Moleküle und Gene angreifen, die für das Tumorwachstum und das Überleben entscheidend sind, sind vielversprechend. Diese neuartigen Wirkstoffe werden Onkologen ein wachsendes Arsenal bieten.

Fortschrittliche chirurgische Techniken, wie die Roboterchirurgie, verbessern die Präzision und minimalinvasive Optionen für Hysterektomien und Lymphknotenentfernungen. Eine schnellere Genesung und weniger Komplikationen bieten den Patienten mehr Auswahlmöglichkeiten.

Immer wieder entwickeln engagierte Forscher spannende neue Therapien. Die Zukunft für eine wirksamere Endometriumkrebsbehandlung, die auf die spezifischen Krebsmerkmale jeder Frau zugeschnitten ist, bleibt vielversprechend.

Abschließende Gedanken und Ermutigung

Vielen Dank, dass Sie mit mir gemeinsam den Endometriumkrebs aus verschiedenen Blickwinkeln erforschen. Ich hoffe, dass Sie nun über ein umfassenderes Verständnis und eine Fülle an Ressourcen verfügen, auf die Sie zurückgreifen können. Obwohl der Weg, der vor uns liegt, Herausforderungen mit sich bringt, ebnen Wissen und Unterstützung den Weg. Du bist stärker als du denkst.

Diese Krankheit definiert Sie nicht. Behalten Sie im Auge, wer Sie in Ihrem Innersten sind – das innere Licht strahlt so hell wie eh und je. Umgeben Sie sich mit positiven Menschen, die Sie ermutigen werden. Und vor allem: Geben Sie niemals die Hoffnung auf. Hoffnung trägt uns durch dunkle Zeiten ins Licht. Du bist mutig, du bist belastbar und du wirst das überwinden. Machen Sie weiter, Schritt für Schritt, Tag für Tag. Ich wünsche Ihnen alles Gute für Ihre Genesung und darüber hinaus. Das hast du!

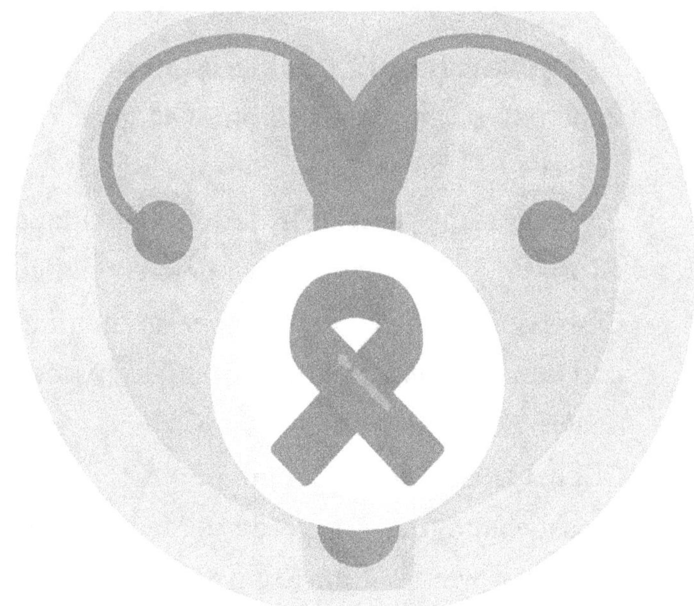

Glossar

Ein Glossar kann Ihnen helfen, die Bedeutung und Verwendung unbekannter Wörter oder Konzepte zu verstehen. Hier ist ein Glossar einiger gebräuchlicher Begriffe im Zusammenhang mit Endometriumkrebs:

- **Adenokarzinom:** Eine Krebsart, die in den Zellen beginnt, die bestimmte Organe oder Gewebe auskleiden, beispielsweise im Endometrium (der Gebärmutterschleimhaut).

- **Biopsie:** Ein Verfahren, bei dem eine kleine Gewebeprobe aus dem Körper entnommen und unter einem Mikroskop auf Krebs oder andere Anomalien untersucht wird.

- **Chemotherapie:** Eine Art der Krebsbehandlung, bei der Medikamente eingesetzt werden, um Krebszellen abzutöten oder sie am Wachstum und an der Teilung zu hindern.

- **Endometriumkarzinom:** Eine Krebsart, die im Endometrium (der Gebärmutterschleimhaut) beginnt. Es ist die häufigste gynäkologische Krebserkrankung bei Frauen.

- **UND Durchmesser:** Die innere Gewebeschicht, die die Gebärmutter auskleidet. Es verdickt sich und wird während des Menstruationszyklus monatlich ausgeschieden, es sei denn, es kommt zu einer Schwangerschaft.

- **Östrogen:** Ein Hormon, das bei Frauen hauptsächlich von den Eierstöcken produziert wird. Es reguliert den Menstruationszyklus und beeinflusst die Entwicklung und Funktion der weiblichen Fortpflanzungsorgane. Es betrifft auch andere Körperteile wie die Knochen, das Herz und das Gehirn.

- **Hysterektomie:** Eine Operation, bei der die Gebärmutter entfernt wird. Manchmal können auch andere Organe oder Strukturen wie die Eierstöcke, die Eileiter, der

Gebärmutterhals oder die Lymphknoten entfernt werden.

- **Immuntherapie:** Eine Art der Krebsbehandlung, bei der Substanzen eingesetzt werden, die die Fähigkeit des Immunsystems zur Bekämpfung von Krebszellen stimulieren oder verbessern.

- **Lymphknoten:** Kleine, bohnenförmige Strukturen, die Teil des Lymphsystems sind. Sie filtern und speichern Lymphe, eine klare Flüssigkeit, die weiße Blutkörperchen und andere Substanzen transportiert, die bei der Bekämpfung von Infektionen und Krankheiten helfen. Sie fangen und zerstören auch Krebszellen oder andere Fremdstoffe, die in das Lymphsystem gelangen.

- **Menopause:** Die Zeit im Leben einer Frau, in der ihre Eierstöcke keine Eier und Hormone mehr produzieren und ihre Menstruation dauerhaft ausbleibt. Die Wechseljahre treten normalerweise im Alter von etwa 50 Jahren auf, sie können jedoch abhängig von verschiedenen Faktoren wie Genetik, Gesundheit oder Lebensstil variieren.

- **Metastasierung:** Die Ausbreitung von Krebs von seinem Ursprungsort auf andere Körperteile über das Blut oder das Lymphsystem.

- **Progesteron:** Ein Hormon, das hauptsächlich von den Eierstöcken der Frau produziert wird. Es bereitet die Gebärmutterschleimhaut auf die Einnistung einer befruchteten Eizelle vor und unterstützt die Schwangerschaft. Es beeinflusst auch andere Körperteile wie die Brüste, die Haut und die Stimmung.

- **Strahlentherapie:** Eine Art der Krebsbehandlung, bei der energiereiche Strahlen oder Partikel eingesetzt werden, um Krebszellen zu schädigen oder zu zerstören oder sie am Wachstum und an der Teilung zu hindern.

- **Wiederauftreten:** Das Wiederauftreten von Krebs nach einer Remissionsphase oder nach Abschluss der Behandlung.

- **Remission:** Das teilweise oder vollständige Verschwinden oder die Verringerung der Anzeichen und Symptome von Krebs. Die

Remission kann vorübergehend oder dauerhaft sein, abhängig von der Art und dem Stadium des Krebses und der Wirksamkeit der Behandlung.

- **Inszenierung:** Der Prozess zur Bestimmung des Ausmaßes und der Ausbreitung von Krebs im Körper. Die Stadieneinteilung hilft bei der Planung der Behandlung und der Prognose der Krebsprognose. Die Stadieneinteilung basiert in der Regel auf der Größe und Lage des Tumors, der Beteiligung der Lymphknoten und dem Vorhandensein oder Nichtvorhandensein von Metastasen.

- **Operation:** Eine Art der Krebsbehandlung, bei der der Tumor und etwas umgebendes normales Gewebe aus dem Körper entfernt werden. Eine Operation kann zur Diagnose, Behandlung oder Vorbeugung von Krebs oder zur Linderung krebsbedingter Symptome oder Komplikationen eingesetzt werden.

- **Gezielte Therapie:** Eine Art der Krebsbehandlung, bei der Medikamente oder andere Substanzen eingesetzt werden, die auf bestimmte Moleküle oder Signalwege abzielen und diese blockieren, die am Wachstum und der Ausbreitung von Krebszellen beteiligt sind. Eine gezielte Therapie kann helfen, den Krebs zu stoppen oder zu verlangsamen und die normalen Zellen zu schonen.

- **Gebärmutter:** Ein hohles, birnenförmiges Organ, das Teil des weiblichen Fortpflanzungssystems ist. Hier entwickelt und wächst ein Fötus während der Schwangerschaft. Hier befindet sich auch das Endometrium.

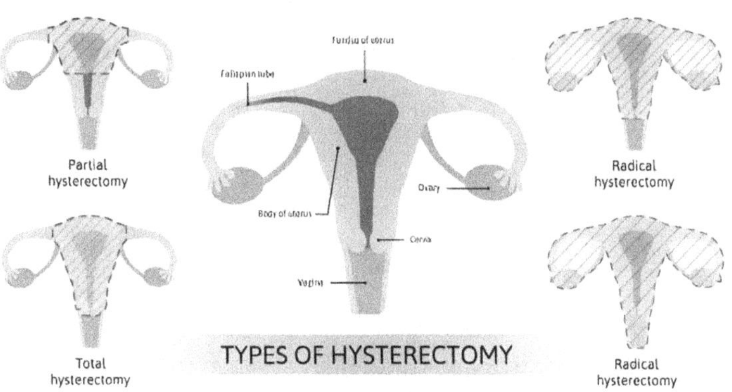

Verweise

Hier sind einige der Referenzen, die ich beim Schreiben dieses Buches verwendet habe:

1. Amerikanische Krebs Gesellschaft. (2020). Endometriumkarzinom. Abgerufen von https://www.cancer.org/cancer/endometrial-cancer.html

2. Nationales Krebs Institut. (2020). Endometriumkarzinombehandlung (PDQ®) – Patientenversion. Abgerufen von https://www.cancer.gov/types/uterine/patient/endometrial-treatment-pdq

3. Mayo-Klinik. (2020). Endometriumkarzinom. Abgerufen von https://www.mayoclinic.org/diseases-conditions/endometrial-cancer/symptoms-causes/syc-20352461

4. Memorial Sloan Kettering Krebszentrum. (2020). Leben jenseits von Gebärmutterkrebs (Endometriumkrebs). Abgerufen von https://www.mskcc.org/cancer-care/types/uterine/living-beyond

5. Stiftung für Endometriumkrebs. (2020). Abgerufen von https://www.endometrialcancer.org/

6. TEILEN Krebsunterstützung. (2020). Unterstützung bei Gebärmutterkrebs. Abgerufen von https://www.sharecancersupport.org/uterine-cancer-support/

7. Krebsversorgung. (2020). Endometriumkarzinom. Abgerufen von https://www.cancercare.org/diagnosis/endometrial_cancer

8. Endometriumkrebs-Aktionsnetzwerk für Afroamerikaner. (2020). Abgerufen von https://ecanawomen.org/

9. Gruppe für gynäkologische Onkologie. (2020). Abgerufen von https://gog.org/